Emna Bokri
Traki Mazouni
Nesrine Hasni

Neurorradiologia de intervenção: Avaliação económica

Emna Bokri
Traki Mazouni
Nesrine Hasni

Neurorradiologia de intervenção: Avaliação económica

Neurorradiologia de intervenção

ScienciaScripts

Imprint

Any brand names and product names mentioned in this book are subject to trademark, brand or patent protection and are trademarks or registered trademarks of their respective holders. The use of brand names, product names, common names, trade names, product descriptions etc. even without a particular marking in this work is in no way to be construed to mean that such names may be regarded as unrestricted in respect of trademark and brand protection legislation and could thus be used by anyone.

Cover image: www.ingimage.com

This book is a translation from the original published under ISBN 978-620-6-71920-5.

Publisher:
Sciencia Scripts
is a trademark of
Dodo Books Indian Ocean Ltd. and OmniScriptum S.R.L publishing group

120 High Road, East Finchley, London, N2 9ED, United Kingdom
Str. Armeneasca 28/1, office 1, Chisinau MD-2012, Republic of Moldova, Europe
Printed at: see last page
ISBN: 978-620-8-05525-7

Conteúdo

INTRODUÇÃO

As intervenções guiadas por imagiologia ou radiologia de intervenção têm por objetivo melhorar a eficácia e a precisão dos procedimentos médicos, qualquer que seja a patologia a tratar, bem como a segurança e o conforto do doente. O campo da radiologia de intervenção abrange atualmente todas as especialidades médicas e cirúrgicas, incluindo a neurocirurgia, com um aumento constante do número de procedimentos[1].

Os progressos da imagiologia médica, das técnicas e da tecnologia dos dispositivos alargaram o espetro das patologias vasculares cerebro-medulares tratáveis pela via neuro-endovascular[2]. Desde a publicação, na década de 2000, de vários estudos centrados na neurorradiologia de intervenção e na sua contribuição para o tratamento das patologias neurovasculares, o tratamento das malformações vasculares e dos aneurismas intracranianos mudou[3-6].

A neurorradiologia de intervenção é atualmente um importante campo de inovação, respondendo à forte procura da sociedade por tratamentos cada vez mais eficazes e menos invasivos[1].

Este tipo de tratamento neurorradiológico é mais marcado em França do que noutros países do mundo. A literatura e os estudos sobre a farmacoeconomia e a relação custo-eficácia do tratamento endovascular em neurorradiologia de intervenção cresceram exponencialmente nos últimos anos.

Na Tunísia, esta técnica de tratamento endovascular está em desenvolvimento gradual mas lento, dificultado por factores económicos, entre outros.

Neste contexto, realizámos um estudo no Institut National de Neurologie (INN), cujo principal objetivo era avaliar o custo global de um procedimento de neurorradiologia de intervenção.

1. BIBLIOGRAFIA

"A radiologia de intervenção (RI) inclui todos os procedimentos médicos invasivos destinados ao diagnóstico e/ou tratamento de uma patologia e efectuados sob a orientação e o controlo de um aparelho de imagiologia (raios X, ultra-sons, scanner, ressonância magnética).7].

A neurorradiologia vascular de intervenção utiliza a angiografia cerebral para diagnosticar e tratar patologias vasculares do sistema nervoso central[8].

A angiografia é um exame radiológico dos vasos sanguíneos. Em alguns casos, é possível transformar a angiografia diagnóstica num tratamento endovascular, adaptando o equipamento ao procedimento. Neste caso, já não se fala de angiografia, mas de embolização[8].

A embolização é um procedimento de cateterismo endovascular supra-seletivo utilizado para tratar uma malformação vascular do sistema nervoso central[...9].

Os tratamentos endovasculares evoluíram rapidamente para oferecer uma alternativa terapêutica a outras abordagens em muitas áreas, incluindo[...7,8]:

- Embolização de aneurismas cerebrais rotos e não rotos.
- Embolização de malformações arteriovenosas cerebrais (MAVs cerebrais).
- Embolização de fístulas arteriovenosas durais medulares.
- Revascularização de artérias ocluídas em caso de acidente vascular cerebral agudo (trombectomia cerebral).
- Embolizações pré-cirúrgicas de certos tumores.

1.1 Cateterismo endovascular

Em geral, os procedimentos de embolização são realizados numa sala de neurorradiologia de intervenção, sob anestesia geral, utilizando um microcateter[10].

A primeira fase do cateterismo é o acesso endovascular, que é mais frequentemente efectuado por via femoral. Isto permite um acesso fácil a todos os vasos cerebrais. Quando o cateterismo vaginal não é possível, a punção direta da artéria carótida continua a ser uma alternativa[10].

Na segunda fase, é inserido um stent na artéria femoral comum. Em seguida, é inserido um cateter portador que é levado até aos vasos cervicais: artérias carótidas ou artérias vertebrais [10].

De seguida, é introduzido um microcateter no cateter de suporte. A ponta deste microcateter, equipada com um índice radiopaco, é guiada por um microguia sob orientação fluoroscópica (raios X) até à artéria alvo[10].

Dependendo da patologia arteriovenosa a ser tratada, vários dispositivos ou materiais podem ser implantados ou injetados através do microcateter[11].

Figura 1 As diferentes fases do cateterismo endovascular por punção femoral.

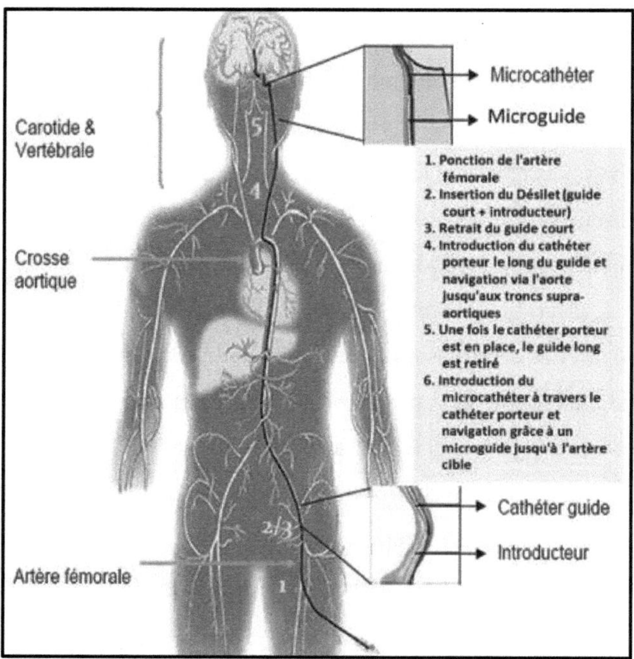

Figura 1Procedimento de cateterização endovascular através da artéria femoral [12]

1.2. Aneurisma intracraniano

1.2.1. Definição

Os aneurismas intracranianos são dilatações localizadas das artérias intracranianas que se formam progressivamente numa zona de resistência reduzida da parede arterial. Os aneurismas são constituídos por uma bolsa que se implanta na artéria ao nível do pescoço (**Figura 2**). Estas bolsas variam em tamanho, com [13]:

- Pequenos aneurismas com menos de 5 mm de diâmetro.
- Aneurismas médios a grandes com um diâmetro entre 6 e 25 mm.
- Aneurismas gigantes com mais de 25 mm de diâmetro.

São classificados de acordo com a sua forma:

- Ou bolsas localizadas em forma de saco, constituídas por dilatações regulares e arredondadas.

- Por outras palavras, dilatações longas que aumentam o diâmetro dos vasos.

Estas formas são conhecidas como aneurismas saculares e aneurismas fusiformes, respetivamente (**Figura 2**) [13].

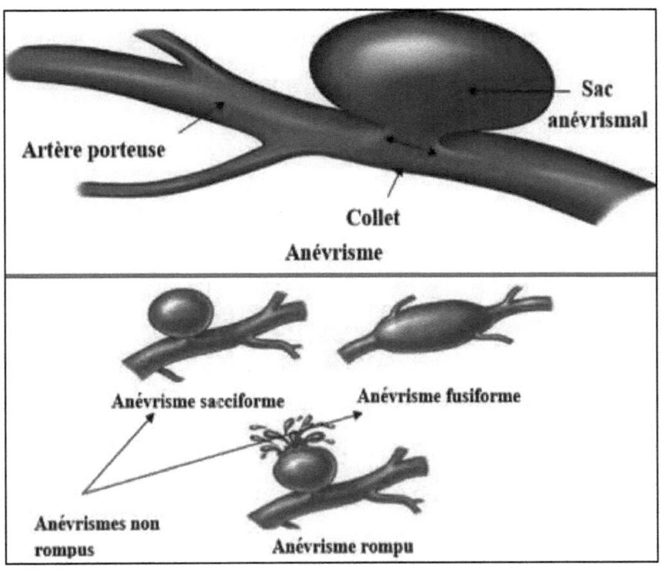

Figura 2Aneurisma intracraniano e suas diferentes formas [14]

Os aneurismas intracranianos tendem a aumentar de volume sob o efeito de factores hemodinâmicos. Esta expansão de volume conduz à fragilidade da parede do aneurisma e à sua rutura. É por esta razão que a rutura do aneurisma é o meio mais frequente de descoberta e também o mais dramático. Por esta razão, os aneurismas são classificados de acordo com o seu estado, ou seja, roto, latente não roto e sintomático não roto[15]. A maioria dos aneurismas são saculares e localizam-se mais frequentemente nos pontos de ramificação das artérias do círculo de Willis. Os locais comuns para aneurismas saculares incluem a artéria comunicante anterior, a artéria comunicante posterior, a artéria carótida interna, a artéria cerebral média e a bifurcação da artéria basilar [16].

Os aneurismas saculares têm maior probabilidade de rutura do que os aneurismas fusiformes [17].

Embora a patogénese exacta do aneurisma intracraniano permaneça desconhecida, várias hipóteses têm destacado a contribuição da remodelação vascular desadaptativa desencadeada pelo stress hemodinâmico e por uma resposta inflamatória, uma cadeia de eventos que acabaria por danificar as paredes dos vasos sanguíneos e conduzir ao aneurisma intracraniano [13].

Os aneurismas intracranianos são considerados lesões adquiridas esporadicamente, embora tenha sido descrita uma forma familiar rara. Estima-se que 5-40% dos doentes com doença renal policística autossómica dominante tenham aneurismas intracranianos e que 10-30% dos doentes tenham aneurismas múltiplos[16,18].

Os aneurismas são classificados e qualificados de acordo com o diâmetro do saco aneurismático, o colo e o estado de rutura (**quadro I**).

Estado do aneurisma	Quebrado	
	Ininterrupto	
Tamanho do aneurisma		
Diâmetro do saco do aneurisma	Diâmetro ≤ 5 mm	Pequeno
	5 mm < diâmetro ≤ 25 mm	Médio a grande
	Diâmetro > 25 mm	Gigante
Pinça		
Diâmetro do colar	Diâmetro < metade do diâmetro maior do saco	Pequeno
	Diâmetro ≥ metade do diâmetro maior do saco	Grande

O objetivo do tratamento dos aneurismas rotos e não rotos é o mesmo: ocluir o aneurisma para prevenir e/ou parar a hemorragia. Existem duas formas de ocluir o aneurisma: cirurgicamente, utilizando clips, e endovascularmente, utilizando coils para preencher o saco aneurismático (**Figura 3**). O coiling endovascular é um procedimento menos invasivo que a clipagem cirúrgica [**19**].

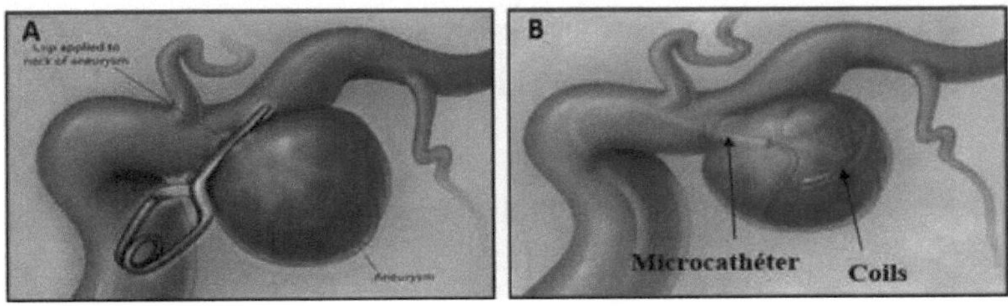

Figura 3Clipagem cirúrgica (A) e clipagem coilingendovascular (B) [20]

1.2.2. Bobinas

As bobinas em forma de espiral são feitas de uma liga de platina que é perfeitamente compatível com a ressonância magnética. Estão disponíveis numa vasta gama de tamanhos, formas e flexibilidade para se adaptarem a todos os tipos de aneurisma. As bobinas mais pequenas medem 1 mm de diâmetro e as maiores mais de 20 mm [21].

As bobinas não só permitem a oclusão mecânica do aneurisma através do enchimento endovascular do saco aneurismático, como também induzem a trombose, a fibrose local e a subsequente cicatrização parietal. Assim, é possível alterar a posição da bobina ou removê-la completamente para inserir outra de diâmetro ou comprimento diferente[22].

As bobinas caracterizam-se por[23]:

- O **seu tamanho**: o comprimento e o diâmetro da bobina e o diâmetro da elipse. O tamanho adequado da bobina é escolhido durante a embolização após avaliação do tamanho do aneurisma.

- **A sua forma (Figura 4**[ère]**)**: 2D e 3D: a forma helicoidal 2D, de 1 geração, utilizada para preencher o aneurisma. [ème]E a forma esférica 3D, de 2 geração, utilizada para formar uma gaiola no aneurisma e melhorar o preenchimento posterior com bobinas 2D.

- **A sua flexibilidade**: rígida (para formar a gaiola), intermédia e flexível (para preencher o aneurisma).

- **O seu sistema de descolamento:** eletrolítico, mecânico e eletrotérmico.

- **A presença ou ausência de uma substância ativa**.

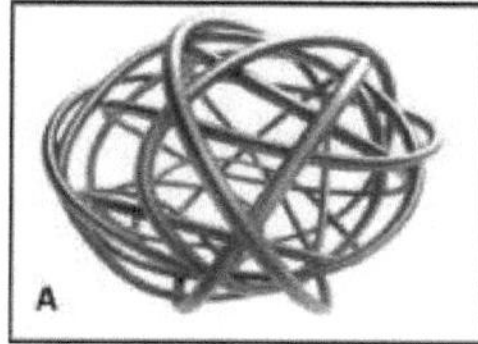

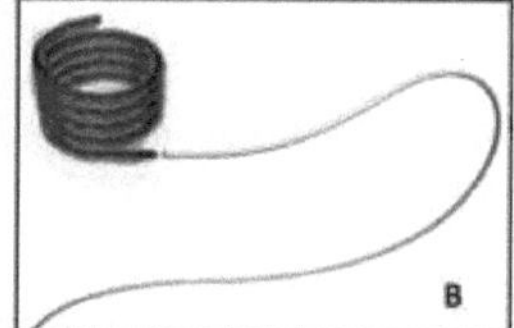

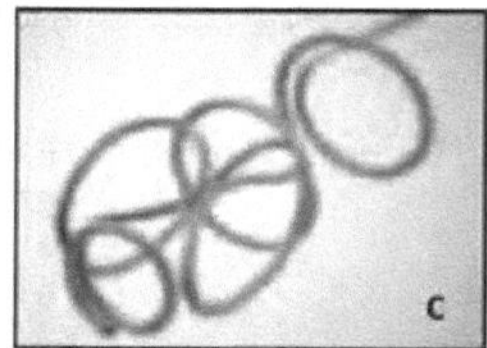

1.2.3. Tratamento endovascular dos aneurismas intracranianos

A embolização dos aneurismas intracranianos é certamente o procedimento que teve maior impacto na neurorradiologia de intervenção. O princípio consiste em chegar ao interior do saco aneurismático com um microcateter para largar bobinas de vários tamanhos e formas, de modo a reduzir a quantidade de sangue e impedir que este encha o aneurisma[22]. Uma vez colocada a ponta do microcateter no saco do aneurisma, e após verificação em diferentes ângulos, pode ser inserida a primeira bobina, cujo diâmetro e comprimento serão escolhidos em função da angioarquitectura do saco [24].

Uma vez colocada a bobina, e após controlo angiográfico, esta é libertada eléctrica ou mecanicamente. Se necessário, outras bobinas são inseridas e depois libertadas para encher o saco do aneurisma o mais completamente possível[24].

O desafio é ocluir todo o saco sem deixar qualquer permeabilidade no colo e sem ocluir a artéria de suporte. Uma bola metálica é formada e condensada até que o meio de contraste deixe de opacificar o aneurisma no angiograma de controlo (**Figura 5**). O procedimento é interrompido quando o aneurisma está completamente ocluído[24].

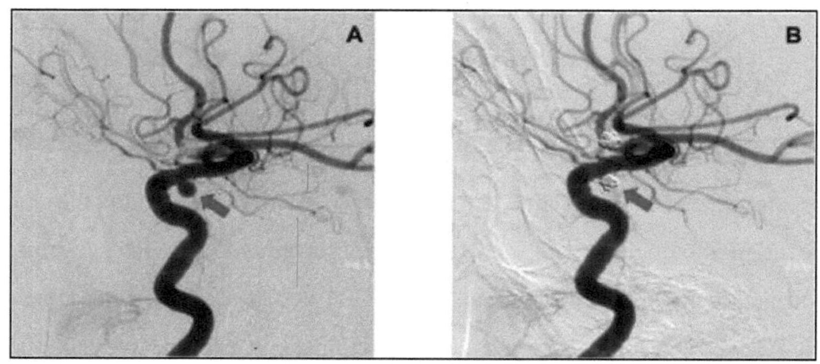

Figura 5Angiografia antes da embolização do aneurisma (A)
e angiografia após a embolização do aneurisma (B)
[Foto tirada no Serviço de Neurorradiologia do INN].

Existem atualmente quatro técnicas de embolização de aneurismas[25]:

- **A técnica de *enrolamento*:** trata-se de uma embolização simples com bobinas, pequenas molas metálicas que preenchem uma parte do saco do aneurisma para reduzir o fluxo sanguíneo e provocar uma trombose. Destina-se aos aneurismas de colo estreito **[25]**.

- **A técnica de *remodelação* com balão (Figura 6):** esta técnica é utilizada para tratar os aneurismas de colo largo. As bobinas são colocadas no saco do aneurisma e o lúmen do vaso de suporte é protegido por um balão **[26]**.

O balão não destacável é primeiro colocado temporariamente no vaso portador em frente ao colo do aneurisma. Em seguida, realizamos uma microcateterização super selectiva do aneurisma. O balão não destacável é insuflado à frente do colo do aneurisma, ocluindo temporariamente o colo e o vaso de suporte. Sob a proteção do balão, as bobinas são então depositadas no saco do aneurisma **[27]**. Após a colocação de cada bobina, mas antes do descolamento, o balão é desinflado para testar a estabilidade do material dentro do saco. Se não for observado deslocamento, a bobina é descolada. Se, no entanto, houver mudanças indesejáveis na posição da bobina, ela é retirada e uma nova tentativa é feita, seja com a mesma bobina ou com uma de diâmetro diferente[27].

- **A técnica de *stent coiling* (figura 6):** o número de indicações para a colocação de stent no vaso portador está a aumentar, permitindo a embolização de aneurismas sem colo ou com um elevado risco de recanalização que anteriormente eram inacessíveis ao tratamento endovascular. A embolização com bobina é realizada através da malha do stent previamente implantado no vaso portador [25].

- **A técnica *de colocação de stent com divisor de fluxo* (Figura 7):** a utilização deste dispositivo para o tratamento de aneurismas rotos está associada a um maior risco de complicações tromboembólicas e hemorrágicas[28].

Esta técnica é, por conseguinte, reservada aos aneurismas com um colo muito largo, ou sem colo, que não podem ser tratados apenas com bobinas ou por cirurgia. *Os "flow-diverters"* são stents auto-expansíveis recentemente desenvolvidos com uma trança muito apertada que redirecciona o fluxo para ocluir o aneurisma sem a necessidade de bobinas adicionais[29].

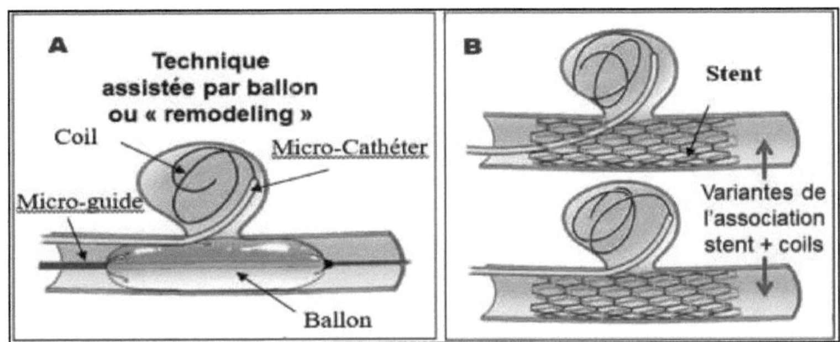

Figura 6Técnica de *remodelação* (A) e técnica de *colocação de stent* (B) [30]

13

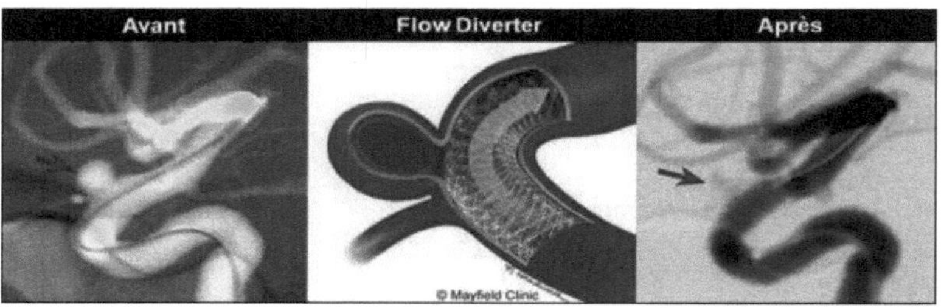

Figura 7Técnica de colocação de stent com derivador de fluxo[30]

1.3 Malformações arteriovenosas

1.3.1. Definição

As malformações arteriovenosas (MAV) do cérebro são anomalias congénitas ou adquiridas dos vasos sanguíneos devidas a um mau desenvolvimento da rede capilar. Trata-se de comunicações anormais entre os sectores arterial e venoso através do feixe vascular denominado nidus, que caracteriza as MAV **(Figura 8)** [31].

Os sintomas mais comuns de uma MAV são a hemorragia cerebral, as crises epilépticas, o défice neurológico transitório e as dores de cabeça, nomeadamente as enxaquecas [32].

Nos casos em que o risco de hemorragia é considerado suficientemente elevado para justificar uma intervenção, as opções de tratamento incluem a ressecção cirúrgica, a radiocirurgia ou a embolização (ou uma combinação destes três métodos, em alguns casos)[31].

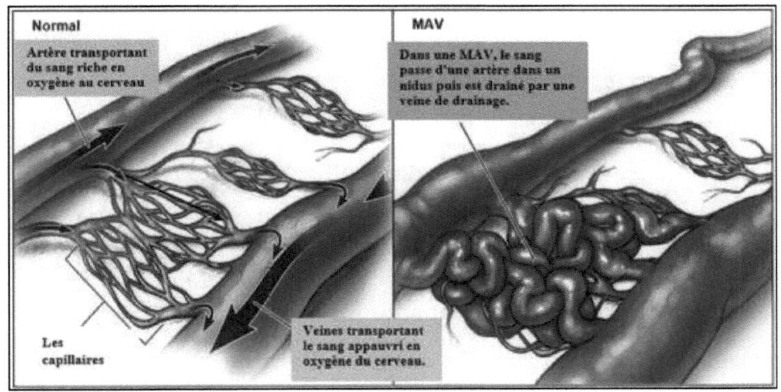

Figura 8Fluxo sanguíneo cerebral normal VS fluxo sanguíneo numa MAV cerebral [após 33]

1.3.2. Agentes embólicos

Para a embolização de MAVs e fístulas arteriovenosas durais, podem ser utilizados dois agentes embólicos classificados como dispositivos médicos:

[®]**- Onyx 18 :** O Onyx® é um dispositivo médico composto por polímeros biocompatíveis contendo álcool vinílico de etileno (EVOH) dissolvido num solvente orgânico, o dimetil sulfóxido (DMSO), e pó de tântalo micronizado em suspensão utilizado como contraste para visualização fluoroscópica [34].

Trata-se de um agente embólico líquido utilizado para a embolização de malformações arteriovenosas cerebrais. O processo de solidificação é lento e ocorre de fora para dentro. Esta técnica permite uma injeção mais lenta e mais controlável e deverá resultar num enchimento mais eficaz do nidus da MAV[35].

[®®]**- Glubran 2:** A cola cirúrgica **Glubran** 2 ou N-butil-2-cianoacrilato (nBCA) é um líquido claro e fluido que tem sido utilizado para embolização desde os anos 80 [?9]. Esta cola é misturada com pó de tântalo ou óleo etodo para obter um agente embólico de dois componentes.

O agente adicionado prolonga o tempo de polimerização, opacifica o agente líquido e permite a visualização sob fluoroscopia[36].

1.3.3. Tratamento endovascular das malformações arteriovenosas

A embolização é uma das três abordagens terapêuticas que podem ser utilizadas para tratar definitivamente as MAVs ou como um passo complementar ou precedente aos outros métodos. Particularmente no caso de malformações arteriovenosas de grandes dimensões, a embolização é utilizada no pré-operatório para reduzir progressivamente o fluxo sanguíneo e o tamanho da malformação antes da ressecção cirúrgica definitiva (**Figura9**)[6].

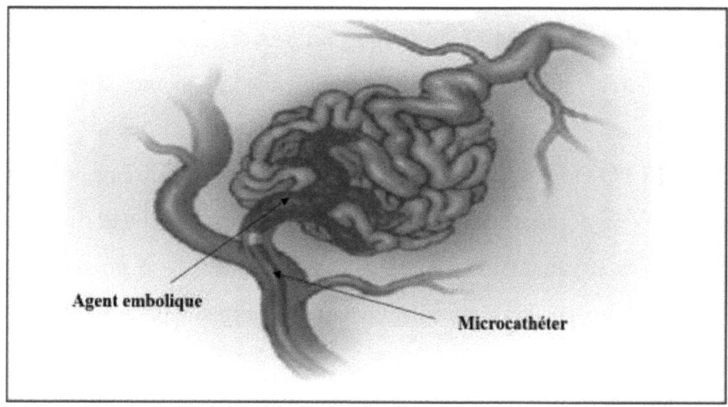

Figura 9Tratamento endovascular das malformações arteriovenosas [de 6]

O tratamento endovascular das malformações arteriovenosas é efectuado através da injeção de agentes embólicos líquidos, como o Onyx®, através de um microcateter compatível. O procedimento envolve a cateterização super-selectiva das artérias que alimentam a MAV com o objetivo de preencher o nidus e ocluir os vasos de alimentação, preservando simultaneamente os vasos colaterais do cérebro normal adjacente (**Figura10**)[6].

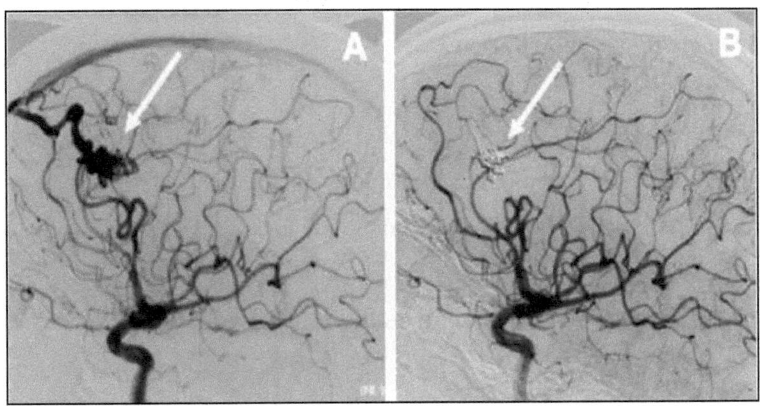

Figura 10Angiografia de uma MAV antes (A) e depois (B) da embolização [Foto tirada no Serviço de Neurorradiologia do INN].

1.4. Fístulas arteriovenosas durais da coluna vertebral

1.4.1. Definição

As fístulas arteriovenosas durais espinhais (FADS) representam um subconjunto de um grupo heterogéneo de malformações vasculares espinhais que podem causar disfunção aguda, subaguda ou crónica da medula espinhal. Ao contrário das MAV, existe uma comunicação direta (shunt) entre uma artéria radiculo-medular e uma veia de drenagem sem a interposição de um nidus malformativo[37].

Existem duas modalidades de tratamento possíveis: endovascular ou cirúrgico[38].

1.4.2. Tratamento endovascular das fístulas arteriovenosas durais

O tratamento endovascular das FAVs consiste na injeção, através de um microcateter compatível, de agentes embólicos líquidos como o n-butilcianoacrilato (nBCA) ou o Onyx®. O procedimento requer cateterização super-selectiva das artérias que irrigam a fístula, de forma a preencher e ocluir a conexão fistulosa [39].

1.5. Acidente vascular cerebral

1.5.1. Definição

O acidente vascular cerebral isquémico resulta da obstrução das artérias cerebrais por um coágulo, o que provoca uma perda de oxigenação no tecido cerebral a jusante, levando, em última análise, à morte das células neuronais e a um défice neurológico irreversível[.40].

Se o bloqueio for removido antes de ocorrerem danos significativos nos tecidos, a reperfusão do tecido hipoperfundido pode reverter ou compensar este risco de danos[41].

O momento do procedimento é um fator crítico: em geral, quanto mais tempo demora a bloquear uma artéria cerebral, mais irreversível é a morte celular no tecido[41].

1.5.2. Trombectomia mecânica no AVC isquémico

A trombectomia mecânica é uma técnica utilizada para remover um coágulo sanguíneo que obstrui uma artéria cerebral, a causa de um acidente vascular cerebral isquémico, a fim de restabelecer a circulação sanguínea[42].

O procedimento de trombectomia consiste em puncionar a artéria femoral, cateterizar até à artéria obstruída no cérebro e recuperar e extrair o coágulo utilizando um dispositivo de revascularização que é depois removido[...43].

Os dispositivos de revascularização mecânica podem ser divididos em dois grupos, de acordo com os seus mecanismos de ação sobre o trombo[44]:

- Os sistemas de remoção de coágulos requerem que o local de oclusão arterial seja atravessado para a implantação (mecanismo de cateterização distal) (**Figura11**).

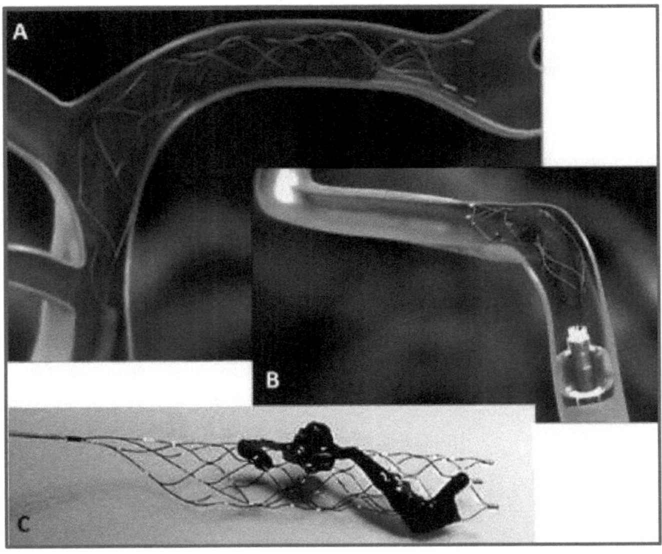

Figura 11Trombectomia mecânica utilizando um stent retrátil [45]
A) Implantação do stent retrátil no interior do coágulo. B) Remoção do coágulo impactado do
do stent. C) Coágulo retirado para dentro da malha do stent.

- Sistemas de aspiração de trombos para revascularizar o vaso ocluído, posicionados a montante do local de oclusão (técnica ADAPT: *A Diret Aspiration first Pass Technique*) (**Figura12**).

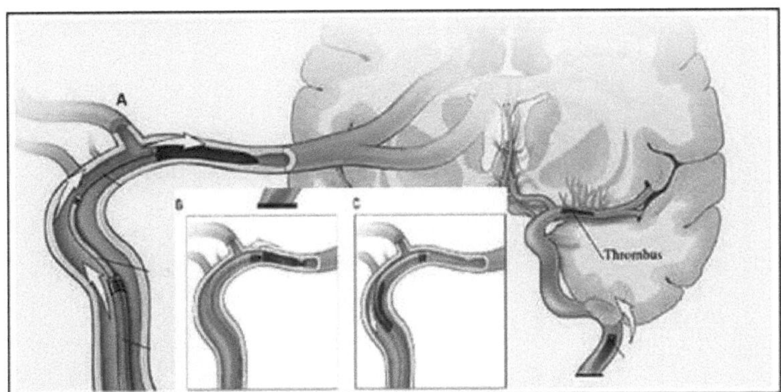

Figura 12Procedimento de trombectomia mecânica utilizando um sistema de sucção [ ].46]

2. MATERIAIS E METODOS

2.1. Caraterísticas do estudo

Este é um estudo farmacoeconómico prospetivo que analisou os doentes que foram submetidos a um procedimento de neurorradiologia de intervenção (NRI) no Serviço de Neurorradiologia do Instituto Nacional de Neurologia de 19 de março de 2019 a 19 de junho de 2019.Os doentes foram seguidos desde o dia do procedimento de NRI até à data de alta do NIN.

Os objectivos do estudo são:

- Objetivo principal: Determinar o custo total de uma intervenção NRI.
- Objectivos secundários:
  - Identificar os factores que influenciam a variação deste custo total por doente.
  - Determinar se os custos de tratamento dos pacientes hospitalizados para procedimentos de embolização excediam ou não os limites fixados pela Caisse Nationale d'Assurance Maladie.

2.1.1. Localização do estudo

O estudo foi efectuado no Serviço de Neurorradiologia do INN, que se divide em três unidades principais:

- Unidade de tomografia computorizada.
- Unidade de imagiologia por ressonância magnética.
- Unidade de neurorradiologia de intervenção (**números13 e 14**).

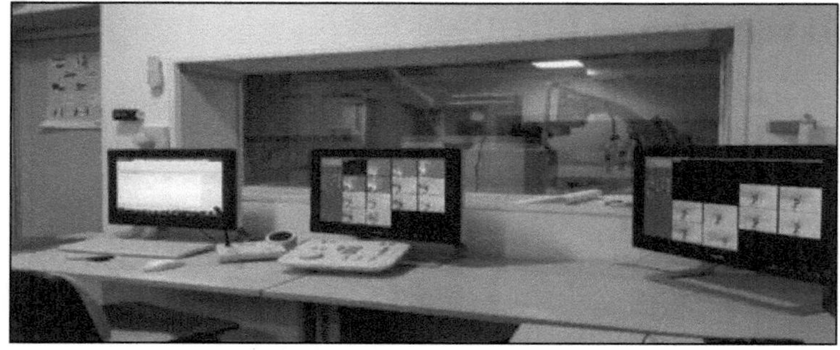

Figura 13Sala de controlo do NRI no Instituto de Neurologia

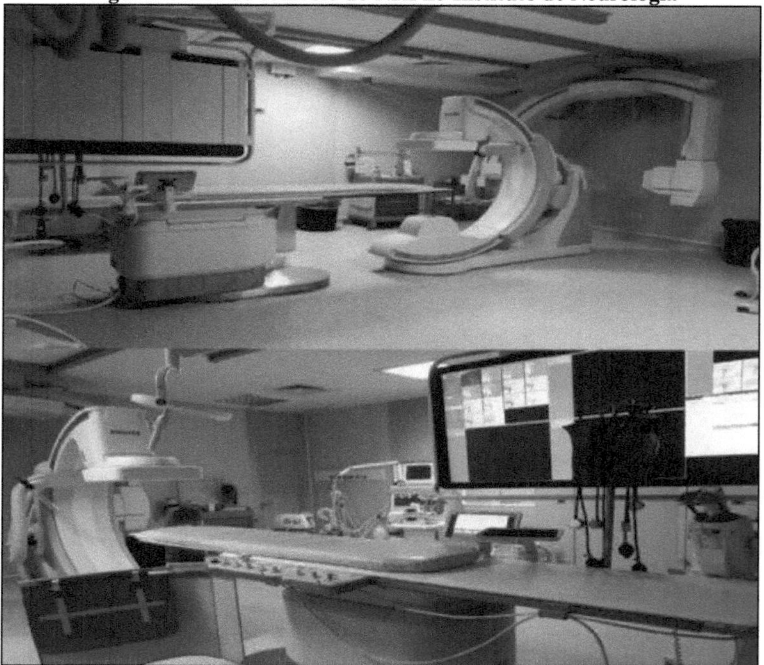

Figura 14Sala de neurorradiologia de intervenção no INN

O pessoal médico e paramédico da unidade NRI é composto por:

- Dois radiologistas especializados em neurorradiologia de intervenção.
- Um supervisor geral.

- Sete técnicos superiores.
- Três enfermeiras.

2.1.2. Pacientes do estudo

O INN é o único estabelecimento de saúde pública onde são efectuados procedimentos de embolização de malformações vasculares do sistema nervoso central.

No serviço de radiologia, o procedimento de embolização é programado com antecedência ou efectuado de urgência. Após o procedimento, o doente é internado numa das unidades do INN, em função do seu estado de saúde.

2.1.2.1. Critérios de inclusão

O estudo incluiu todos os pacientes que foram submetidos a um procedimento de NRI e que se apresentaram:

- Um aneurisma pequeno a grande, roto ou não roto.
- UM MAV.
- Um tumor cerebral.
- Um FAVd.
- Trombose intracerebral (acidente vascular cerebral isquémico).

2.1.2.2. Critérios de não-inclusão

- Aneurismas cuja localização na artéria cerebral impossibilita o acesso endovascular.
- Os aneurismas pequenos com menos de 2 mm de diâmetro são considerados não embolizáveis.
- Aneurismas com um colo muito largo, superior a 7 mm.
- Doentes com tensão arterial elevada (PAS > 260 mmHg) resistentes a medicamentos anti-hipertensores durante a anestesia geral, alergia a produtos de contraste iodados, síndroma infecioso com febre.

2.2. Protocolo de embolização no Institut National de Neurologie

O protocolo de embolização INN é apresentado na **Figura15**.

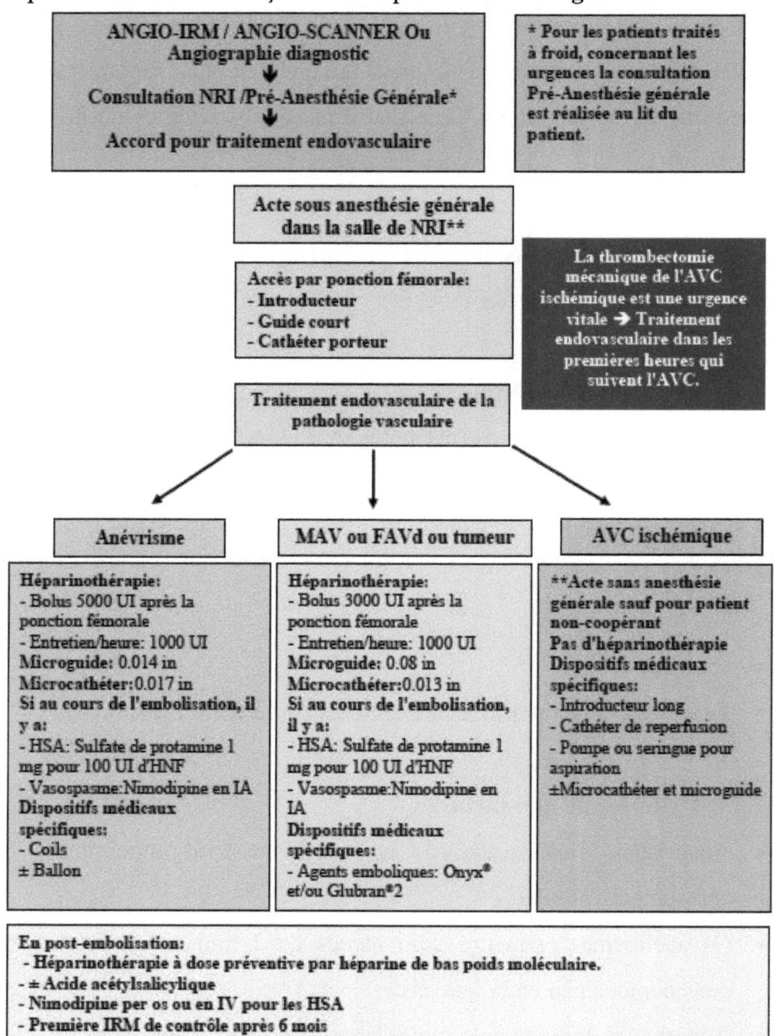

Figura 15Protocolo de embolização INN

2.3 Metodologia do estudo

2.3.1. Recolha de dados

Os dados foram recolhidos prospectivamente utilizando um formulário de recolha de dados normalizado (**Anexo 1**). Foram recolhidos três tipos de dados para cada doente:

* Dados epidemiológicos: foram recolhidos dos registos médicos, fornecendo informações sobre o apelido, nome próprio, sexo, idade, antecedentes médicos, morada, profissão, tipo de cobertura da segurança social e diagnóstico de cada doente.

* Dados sobre os produtos farmacêuticos e os dispositivos médicos utilizados: os produtos utilizados durante a operação foram recolhidos por observação direta e a partir das fichas de rastreabilidade do serviço de neurorradiologia, indicando os diferentes medicamentos, dispositivos médicos não implantáveis (guias, cateteres, microcateteres, microguias, kit de angiografia, etc.) e dispositivos médicos implantáveis (bobinas e cola cirúrgica) utilizados.

* Os produtos farmacêuticos e os dispositivos utilizados durante o internamento foram recolhidos a partir dos sinais de 24 horas das diferentes unidades de cuidados.

* Os dados financeiros da contabilidade analítica correspondentes às despesas da sala de embolização e de cada unidade de cuidados foram fornecidos pelo serviço financeiro.

2.3.2. Análise dos custos

2.3.2.1. Custos diretos

Os custos incluem todas as alterações no consumo de recursos atribuíveis à intervenção estudada[47].

São definidos como o valor de todos os recursos consumidos diretamente na sua produção[...47].

É feita uma distinção entre despesas médicas diretas e despesas não médicas diretas[.47

❖ Custos médicos diretos

As despesas médicas diretas estão associadas a medicamentos e a cuidados médicos ou cirúrgicos. Incluem o custo de medicamentos, dispositivos médicos, testes de diagnóstico, honorários de consultas médicas e custos de hospitalização[.47].

Os custos médicos diretos foram utilizados na fórmula para calcular o custo total de cada doente tratado com um procedimento de RMN.

➤ Medicamentos

O mesmo protocolo medicamentoso foi utilizado na maioria dos doentes, exceto em casos especiais em que utilizámos anti-hipertensores, antiplaquetários, corticóides e sulfato de protamina.

Para a anestesia geral, foi utilizado propofol para a indução e manutenção da sedação. O cisatracúrio e o fentanil foram utilizados como relaxantes musculares para facilitar a intubação. Ocasionalmente, foi necessário utilizar sevoflurano.

A heparina sódica foi utilizada para manter uma anticoagulação eficaz durante todo o procedimento para evitar complicações tromboembólicas. Um bolus inicial de 5000 UI de HNF (100 UI/kg) foi administrado assim que a punção femoral foi realizada, seguido por uma dose de manutenção de 20 a 50 UI/kg administrada a cada hora para manter a anticoagulação eficaz[25].

A utilização de sulfato de protamina, na dose de 1 mg por 100 U de HNF, foi por vezes necessária para antagonizar o efeito da heparina, após o aparecimento de uma complicação hemorrágica[25].

Foram injetados produtos de contraste iodados por via intra-arterial para visualizar, localizar e vetorizar a zona a tratar durante todo o procedimento.

A nimodipina foi utilizada como vasodilatador por injeção intra-arterial em caso de vasoespasmo significativo durante a embolização e após a embolização, numa dose de 360 mg/d por via oral durante 21 dias na ausência de vasoespasmo, prolongada até seis semanas em caso de vasoespasmo[48].

Os medicamentos representam a despesa total com os medicamentos utilizados, por doente, durante a operação e a hospitalização.

- Durante o procedimento, os medicamentos utilizados pelo doente foram registados por observação direta.
- Durante o internamento, os medicamentos utilizados eram recolhidos diariamente nos placares de 24 horas das unidades de cuidados.

Qualquer frasco aberto é considerado como tendo sido totalmente consumido. Com exceção do Sevoflurano e da Nimodipina, o seu custo foi calculado por volume consumido por doente.

A avaliação dos medicamentos foi efectuada com base nos preços de compra dos produtos da farmácia central para 2018 e 2019.

> **Custos de hospitalização**

Estas taxas foram definidas com base no orçamento anual do INN para 2019 concedido pelo Ministério da Saúde Pública.

Existem dois planos de pagamento:

- A tarifa completa, que representa o montante a pagar pelo doente por dia de hospitalização. Este pacote inclui as despesas com o pessoal médico e paramédico, as despesas de funcionamento médico, as despesas de hotelaria e de funcionamento geral e as amortizações. Não inclui medicamentos nem testes de diagnóstico (análises biológicas e imagiologia médica).
- O regime CNAM representa uma taxa fixa que o doente deve pagar independentemente da duração da sua estadia no hospital. Ao contrário do regime de tarifa completa, este pacote inclui

medicamentos e testes de diagnóstico.

As tarifas hospitalares por serviço são apresentadas no **quadroII**.

Tabela IIDespesas hospitalares ao abrigo dos dois regimes, por serviço hospitalar.

Serviço de internamento	Preço total	CNAM
Neurologia	35.000 DT/dia	65 000 DT/estada
Neurocirurgia	40.000 DT/dia	70.000 DT/estadia
Reanimação	60.000 DT/dia	90.000 DT/estadia

Para o presente estudo, utilizámos o plano de tarifa completa para calcular os custos hospitalares reais.

> **Despesas com pessoal médico e paramédico:**

Estes custos foram divididos em 3 grupos:

- Honorários de consultas médicas fixados em 34 dinares. Este montante foi utilizado na fórmula de cálculo do custo total de cada doente tratado no âmbito de um procedimento NRI.

- Custos do pessoal médico e paramédico durante a ação: Estes custos foram calculados com base nos salários mensais do pessoal médico e paramédico da seguinte forma:

$$\text{Frais par heure} = \frac{(\text{salaire brut mensuel} + \text{coût employeur})}{26 \times 8}$$

*26 representa o número de dias úteis e 8 o número de horas de trabalho por dia.

Para um tempo médio de operação de 4 horas, estes custos foram estimados em 125.320 dinares. Este montante foi utilizado na fórmula de cálculo do custo total de cada doente tratado no âmbito de uma intervenção de RMN.

* Os custos do pessoal médico e paramédico durante a hospitalização: estes custos já estão incluídos nos custos de hospitalização.

> **Dispositivos médicos**

As despesas totais com dispositivos médicos (DM) incluem os dispositivos utilizados, por doente, durante a operação e durante a hospitalização. Estes dados foram recolhidos por observação direta e a partir da ficha de rastreabilidade do bloco operatório e das unidades de cuidados.

Os DMs que utilizámos durante o procedimento de NRI foram divididos em três grupos:

DM de classe III:

✓ Bobinas

✓ Agentes embólicos (Onyx®, Glubran®)

DM de classe IIb:

✓ Désilet

✓ Guias de transporte

✓ Cateteres portadores

✓ Microguias

✓ Microcateteres

✓ Balões hiperformados e hiperglide

✓ Cateteres periféricos

✓ Tubo de intubação simples e armado, cânula de Guedel e cânula de traqueostomia

✓ Sonda Foley

DM de classe I:

✓ Detalhador

✓ Kit de angiografia

✓ Luvas cirúrgicas esterilizadas

✓ Bicos, extensores, válvulas de 3 vias e de alta pressão

✓ Sonda de aspiração, sistema de aspiração fechado

✓ Saco de urina

✓ Circuito respiratório, filtros electrostáticos

✓ Escovas cirúrgicas com betadine

✓ Válvulas hemostáticas e válvulas em Y

✓ Conector de alta pressão em vários comprimentos (90 cm, 50 cm, 30 cm, 15 cm)

A avaliação da DM baseou-se no concurso de 2018 e nas consultas de 2019.

> **Análises biológicas**

As análises biológicas foram estimadas por código.

Trata-se de unidades B convertidas em dinares, pertencentes à nomenclatura hospitalar tunisina.

Uma unidade B corresponde a 0,160 DT.

A lista das análises biológicas e das suas unidades B convertidas em dinares foi-nos fornecida pelo serviço de gestão de doentes (**quadroIII**).

Tabela IIILista dos ensaios biológicos e das unidades B correspondentes.

Análises bioquímicas	Unidades B
Ionograma	B100
Creatinina	B 15
Ureia	B 15
Glicose no sangue	B 15
PRC	B 80
Cálcio	B 25
Gases sanguíneos	B 120
ASAT/ALAT	B 25 / B 25
Bilirrubina total / Bilirrubina	B 15 / B 15

direta	
Procalcitonina	B 200
Testes hematológicos	**Unidades B**
NFS	B 60
TP	B 20
Grupos sanguíneos	B 30
Análises microbiológicas	**Unidades B**
Amostragem traqueal protegida	B 80
ECBU	B 70
Acompanhamento terapêutico	B 200
Antibiograma	B 80

*Monitorização terapêutica farmacológica da vancomicina.

> ### ➢ Imagiologia médica e explorações funcionais:

Os principais procedimentos exploratórios efectuados foram

- ✓ Tomografia computorizada (TC) do cérebro, do tórax e do abdómen.
- ✓ Imagem por ressonância magnética (MRI).
- ✓ Eletrocardiograma (ECG).
- ✓ Angioscanner.

São registados na nomenclatura hospitalar tunisina através de um código que é convertido em dinares.

Os códigos são os seguintes:

- ✓ Uma unidade Z (para tomografia computorizada cerebral, torácica e abdominal) corresponde a 0,900 DT.
- ✓ Uma unidade Ke (para ultrassom) corresponde a 1.200DT.
- ✓ Uma unidade S (para scanners) corresponde a 9.000 DT.
- ✓ Uma unidade I (para RMN) corresponde a 18 000 DT.

A lista de exames médicos imagiológicos e funcionais e respectivos

preços unitários foi fornecida pelo serviço de gestão de doentes
(**quadroIV**).

Tabela IVLista de exames médicos imagiológicos e funcionais e respectivas unidades

Actos exploratórios	Unidades
TAC cerebral	S 10
Tomografia computorizada do tórax	Z 25
Ecografia abdominal	S 20
RMN	I 15
Angioscan	S 35
ECG	K 6

❖ Custos diretos não médicos

As despesas diretas não médicas correspondem às despesas não médicas efectuadas pelos doentes para tratar a sua doença[.47].

Os custos diretos não médicos são representados por:

➢ Depreciações e amortizações:

- A amortização da sala de embolização custa 1250 dinares por doente. Este montante é utilizado na fórmula de cálculo do custo total de cada doente tratado no âmbito de um procedimento de RMN.
- A amortização das unidades de cuidados já está incluída nas tarifas hospitalares.

Estes dados financeiros foram fornecidos pelo serviço financeiro do INN.

➢ Custos de transporte:

Os custos de transporte foram estimados e utilizados na fórmula para calcular o custo total de cada doente tratado com um procedimento de RMN.

Existem dois tipos de transporte:

- **Transportes públicos:**

Dada a impossibilidade de determinar os custos exactos de transporte por paciente, estimámos estes custos por região de acordo com as tarifas atribuídas pelo Ministério dos Transportes a partir de 1 de julho de 2018 **(tabela V).**

Mesa VLista das tarifas atribuídas pelo Ministério dos Transportes

Linha	Taxa em dinares
Túnis - Béja	7,600
Túnis - Bizerte	5,100
Túnis - Gabès	24,800
Túnis - Grombalia	2,750
Túnis - Hammamet	5,300
Túnis - Jendouba	11,200
Túnis - Médenine	29,550
Túnis - Sfax	17,400
Túnis - Sidi Bouzid	18,550
Túnis - Sousse	10,350

- **Transporte médico**

Os doentes em estado crítico foram transportados de ambulância para o INN.

Existem dois tipos de ambulâncias:

- ✓ Ambulâncias de clínicas, cujo custo é fixado em 300 dinares.
- ✓ Ambulâncias de outros hospitais e centros de saúde, cujo custo é fixado em 50 dinares.

- ➢ **Despesas unitárias**

Dado que não existe uma contabilidade analítica recente sobre a atividade das unidades de cuidados ou sobre os custos indirectos do INN, utilizámos os custos de hospitalização que incluem os custos diretos e indirectos da unidade de cuidados.

2.3.2.2. Custos indirectos

Os custos indirectos são o valor da produção perdida para a sociedade em resultado da ausência do trabalho, da incapacidade e da morte. Trata-se da perda de rendimentos pelo facto de não se produzir o que deveria ter sido produzido. Uma vez que os custos indirectos não influenciam diretamente as despesas com o tratamento das doenças, não são facilmente mensuráveis[49].

Existem três tipos de custos indirectos [ ].47

- Custos relacionados com o tempo de tratamento do doente, da sua família ou dos seus cuidadores.
- Custos associados à incapacidade parcial ou total do doente para trabalhar ou mesmo à sua incapacidade para desfrutar plenamente das suas actividades de lazer após o tratamento.
- A perda de produtividade económica após a morte do doente.

Os dados necessários para avaliar os custos indirectos, ou seja, o absentismo, foram recolhidos por entrevista direta com os doentes em actividades relacionadas com o trabalho (**anexo 1**).

2.3.2.3. Custos incorpóreos

Os custos imateriais dizem respeito ao sofrimento e ao estado psicossocial do doente. Estão ligados ao stress, à ansiedade, à dor e, de uma forma mais geral, a todas as perdas de bem-estar e de qualidade de vida sofridas pelo doente[50].

Trata-se de valorizar o dano psicológico ou a perda de qualidade de vida sofrida pelo doente ou pelas pessoas próximas do doente[50].

Todos estes custos são reais, mas raramente são tidos em conta devido à extrema dificuldade de os avaliar economicamente, dado o seu carácter essencialmente qualitativo e subjetivo [...].50].

No nosso estudo, não foi possível acompanhar os doentes após a sua alta do NIN, pelo que os custos intangíveis não foram incluídos.

2.4. Análise estatística

Os dados deste estudo foram analisados com recurso ao software SPSS versão 25.

2.4.1. Estudo descritivo

- **Para as variáveis qualitativas:** calculámos as frequências absolutas e relativas.
- **Para as variáveis quantitativas:** calculámos:
  - Médias e desvios-padrão para variáveis que seguem uma distribuição normal.
  - Medianas e quartis superior e inferior para variáveis que não seguem uma distribuição normal.

2.4.2. Estudo analítico

- **Variáveis qualitativas:** Foi utilizado o teste U de Mann Whitney para as variáveis que não seguem uma distribuição normal.
- **Variáveis quantitativas:**
  - ✓ O coeficiente de correlação de Pearson foi utilizado para as variáveis que seguem uma distribuição normal.
  - ✓ O coeficiente de correlação de Spearman foi utilizado para as variáveis que não seguem uma distribuição normal.

A relação entre dois parâmetros foi considerada estatisticamente significativa quando o valor de P foi inferior a 0,05.

Se o resultado fosse estatisticamente significativo, eram anotados o valor P e o coeficiente de correlação. Quanto mais próximo de 1 for o coeficiente de correlação, mais forte é a relação entre os dois parâmetros. Caso contrário, para resultados estatisticamente insignificantes, apenas o valor P foi registado.

2.5. Pesquisa bibliográfica

Efectuámos a nossa pesquisa bibliográfica nas seguintes bases de dados:
- PubMed (http://www.ncbi.nlm.nih.gov/pubmed)
- Science direct (http://www.sciencedirect.com)
- Elsevier Masson Consulte (http://www.em-consulte.com)
- Google scholar (http://www.scholar.google.com)
- New England Journal of medicine (https://www.nejm.org/)
- American Journal of Neuroradiology (http://www.ajnr.org/)
- Sociedade Francesa de Neurorradiologia (https://www.sfnr.net/)

As palavras-chave utilizadas na pesquisa bibliográfica foram as seguintes:
- Neurorradiologia de intervenção
- Embolização
- Cateterização e acesso endovascular
- Aneurismas
- Agentes embólicos (nBCA, onyx)
- Bobinas
- Malformações arteriovenosas
- Fístulas arteriovenosas durais
- Trombectomia
- Farmacoeconomia
- Análise de custos

Apenas foram incluídos estudos em francês ou inglês.

®O Zotero foi utilizado para gerir as referências bibliográficas no estilo Vancouver.

3. RESULTADOS

3.1. Descrição da população do estudo

O número total de doentes que receberam embolização de 19 de março de 2019 a 19 de junho de 2019 foi de 40, incluindo:

- 29 doentes foram submetidos a embolização do aneurisma
- Um doente foi submetido a embolização para um acidente vascular cerebral isquémico
- Dois doentes foram submetidos a embolização por uma FAVd
- Cinco doentes foram submetidos a embolização de uma MAV
- Três doentes foram submetidos a embolização de um tumor

A repartição dos doentes por diagnóstico é apresentada na **Figura16**.

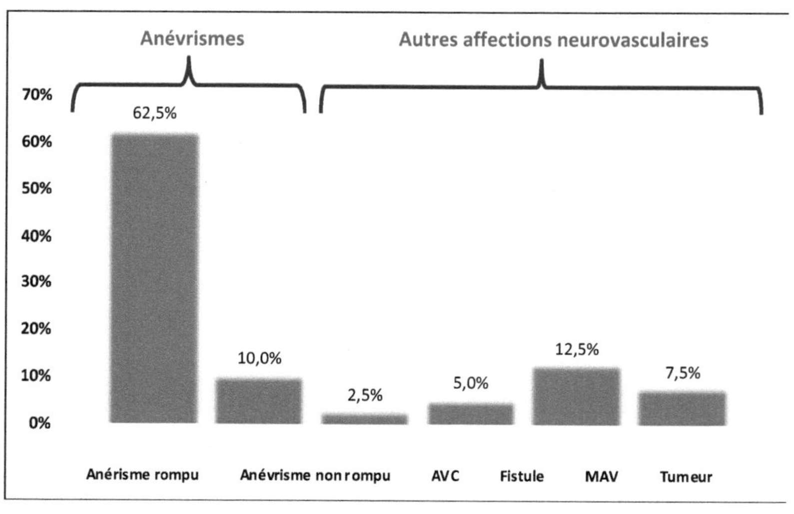

Figura 16Repartição dos doentes por diagnóstico

3.1.1. Sexo

A população do estudo era constituída por 50% de homens e 50% de mulheres, com uma relação de género M/F igual a um.

3.1.2. Idade

A idade média da população estudada era de 54 anos, com um mínimo de quatro anos e um máximo de 80 anos.

A distribuição dos doentes por grupo etário é apresentada na **Figura17.**

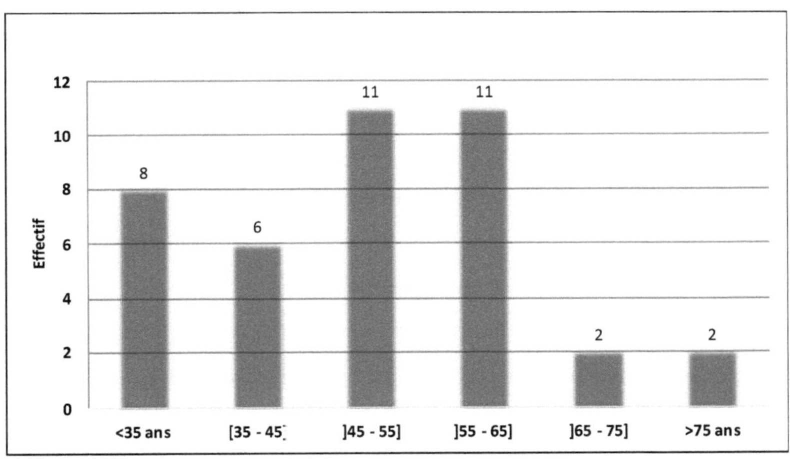

Figura 17Repartição dos doentes por grupo etário

3.1.3. Nível socioeconómico e atividade profissional

A maioria da nossa população de estudo (n=32) era não ativa, ou seja, reformada, dona de casa, estudante e desempregada. Os restantes oito doentes tinham uma atividade profissional.

A distribuição dos doentes de acordo com o seu estado de atividade profissional é apresentada na **Figura 18.**

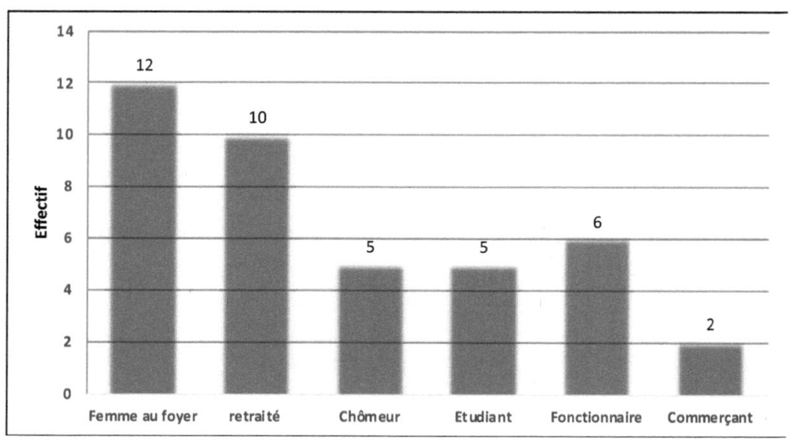

Figura 18Distribuição dos doentes por profissão

3.1.4. Duração do internamento hospitalar

A mediana da duração do internamento hospitalar para todos os doentes foi de quatro dias e meio, com extremos que variaram entre um e 30 dias.

3.1.5. Factores de risco cardiovascular

Vinte e dois dos 40 doentes do nosso estudo tinham factores de risco.

A distribuição dos doentes de acordo com os factores de risco associados é apresentada na **Figura 19.**

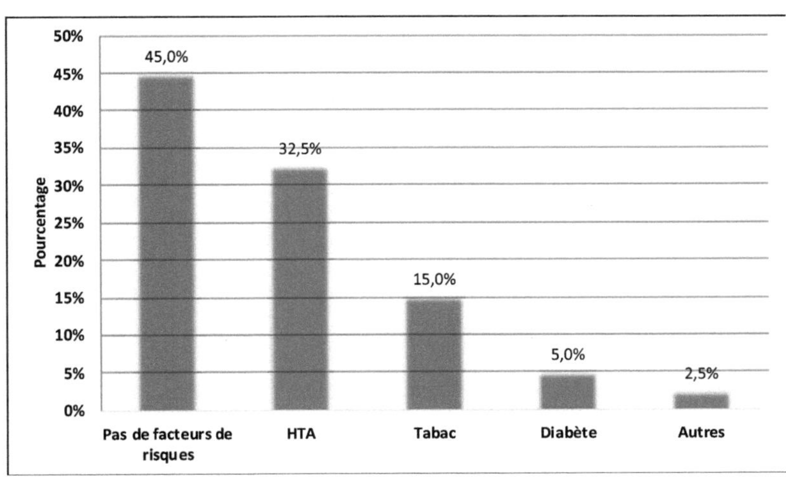

Figura 19Distribuição dos doentes de acordo com os factores de risco

3.1.6 Evolução

Num total de 40 doentes que foram submetidos a embolização, seis doentes (15%) tiveram uma complicação pós-embolização, cinco dos quais (12,5%) morreram. Estas complicações foram divididas em:

Complicações associadas à operação:

- Acidente vascular cerebral isquémico após oclusão do aneurisma (n=1)
- Rutura de aneurisma com hemorragia cerebral e coma (n=1)

Complicações não relacionadas com a operação:

- Infecções nosocomiais (n=2).
- Paragem cardiorrespiratória (n=1).
- Hidrocefalia associada a tromboflebite e dificuldade respiratória (n=1).

Os resultados dos doentes e as complicações após a embolização são apresentados na **Figura 20.**

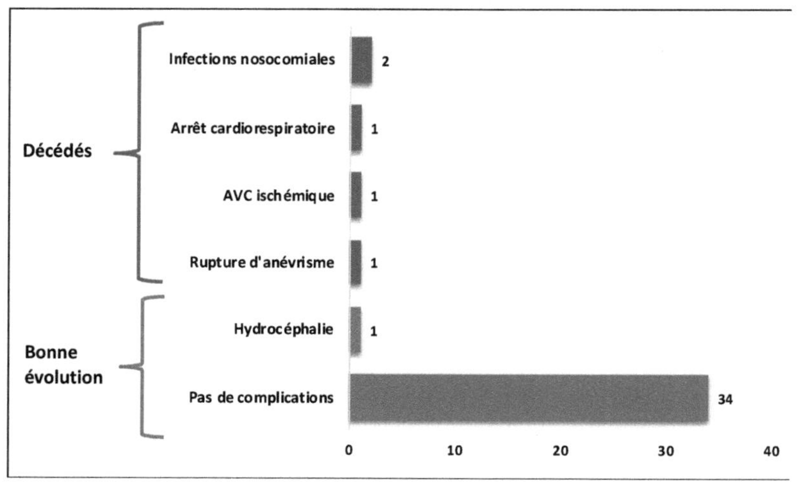

Figura 20Evolução dos doentes e das suas complicações pós-embolização

3.2. Resultados clínicos e análises descritivas por procedimento

3.2.1. Tratamento dos aneurismas

A descrição dos parâmetros clínicos dos doentes tratados por embolização de aneurisma no nosso estudo é apresentada na **Tabela VI**.

No total, foram tratados 29 aneurismas, dos quais 13 eram homens (44,8%) e 16 (55,2%) eram mulheres. A idade média dos pacientes era de 53,9 anos mais ou menos 13,9 anos.

Tabela VIParâmetros clínicos dos pacientes tratados por embolização de aneurisma

Caraterísticas dos doentes	Número
Género	
Homens	13 (44,8%)
Mulher	16 (55,2%)
Idade	
Mediana (min - max)	55 (17 - 80)
Duração total da estadia	
Mediana (min - max)	5 (1 - 20)
Comorbilidades	
Hipertensão	11 (37,9%)
Tabaco	5 (17,2%)
Diabetes	1 (3,4%)
Qualificação do aneurisma	
Quebrado	25 (86,2%)
Ininterrupto	4 (13,8%)
Tamanho do aneurisma	
0 - 5 mm	14 (48,3%)
6 - 10 mm	11 (37,9%)
11 - 15 mm	4 (13,8%)
Colo do aneurisma	
Estreito	25 (82,8%)
Grande	4 (17,2%)
Localização do aneurisma	
Antigo comunicante	13 (44,8%)
Artéria carótida	8 (27,6%)
Artéria vertebrobasilar	3 (10,3%)
Outros locais	5 (17,2%)
Complicações	
Sim	5 (17,2%)
Não	24 (82,8%)
Evolução	
Bom	24 (82,8%)
Mortes	5 (17,2%)

3.2.2. Tratamento de outras doenças neurovasculares

3.2.2.1. Malformações arteriovenosas

Um total de cinco MAVs foram tratadas. A mediana de idade dos pacientes foi de 24 anos, variando de quatro a 41 anos. A mediana de permanência global foi de três dias, com extremos que variaram de dois a 30 dias, sendo que apenas um paciente ficou internado na unidade de terapia intensiva por seis dias. Este mesmo doente apresentou uma complicação com evolução favorável. Não se registaram óbitos neste grupo.

3.2.2.2. Fístula dural da coluna vertebral

No total, foram tratadas duas fístulas. A mediana do tempo de permanência nas unidades médicas foi de três dias e meio. Não se registaram complicações ou mortes.

3.2.2.3. Tumor

Um total de três tumores foram tratados por embolização. A mediana da permanência global nas unidades médicas foi de dois dias. Não se registaram complicações ou mortes nesta situação.

3.2.2.4. Acidente vascular cerebral

Um único doente do sexo masculino, com 55 anos de idade, foi tratado por trombectomia devido a um acidente vascular cerebral isquémico na artéria carótida interna esquerda. A estadia total no departamento de neurologia foi de 11 dias. O doente evoluiu bem e não houve complicações.

A descrição da população do estudo e dos parâmetros clínicos de acordo com a patologia neurovascular tratada por embolização é apresentada na **tabela VII**.

Tabela VIICaraterísticas da população em estudo e resultados clínicos de acordo com a patologia neurovascular tratada.

Doenças neurovasculares		Aneurisma	MAV	Fístula	Tumor	AVC
Número		29	5	2	3	1
Género	Homens	13	3	1	2	1
	Mulher	16	2	1	1	0
Idade média (anos)		53,9	24,8	61,5	35,5	55
Mediana da duração total do internamento		5	3	3,5	2	11
Complicações		Sim	Sim	Sim	Não	Não
Evolução	Mortes	5	0	0	0	0
	Bom	24	5	2	3	1

3.3. Análise dos custos

3.3.1. Análise dos custos diretos totais

A mediana dos custos diretos totais na população estudada foi de 14 046 DT, com um mínimo de 7 079 DT e um máximo de 36 325 DT. A média foi de 14.942 DT com um desvio padrão de 5.653 DT.

A distribuição destes custos na população é apresentada na **Figura 21.**

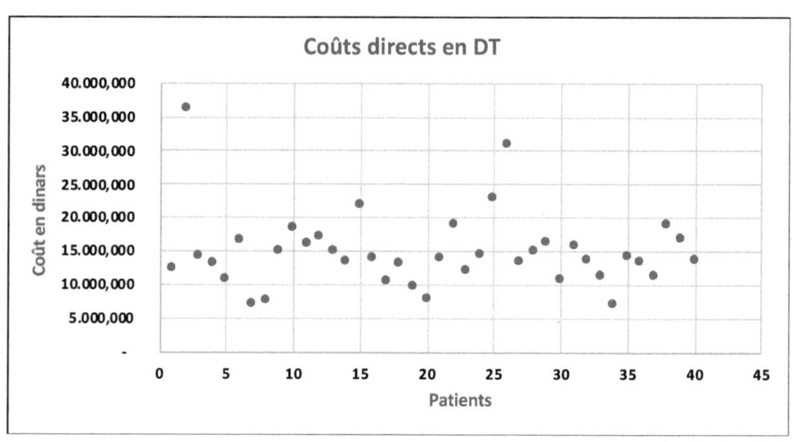

Figura 21Repartição dos custos diretos totais por doente, em dinares, na população

A maioria dos custos diretos totais por doente (77,5%) situava-se no intervalo de 10 000 a 20 000 DT.

Figura 22mostra a repartição dos custos diretos totais dos doentes por categoria de custos.

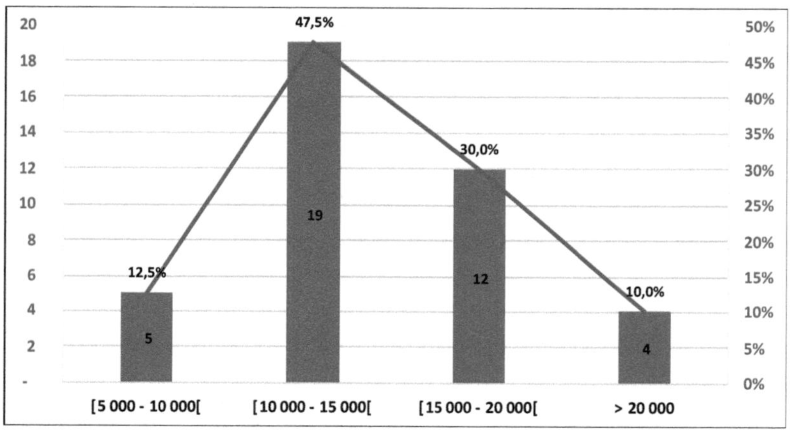

Figura 22Repartição dos custos diretos totais dos doentes por escalão de custos em dinares

A análise dos custos diretos totais por doente, por diagnóstico, é apresentada no **quadro VIII.**

Tabela VIIIAnálise dos custos diretos totais por doente, por diagnóstico.

Doenças neurovasculares		Número	Custos medianos (DT)	Custos médios (DT)	Mínimo (DT)	Máximo (DT)
Aneurisma		29	14 244	15 877	8 005	36 325
	Quebrado	25	14 244	16 031		
	Ininterrupto	4	14 271	14 915		
MAV		5	13 656	13 021	7 746	18 439
Tumor		3	15 148	14 906	13 616	15 954
Fístula		2	7 136	7 136	7 079	7 192
AVC		1	13 138	-	-	-

3.3.2. Custos médicos diretos

A mediana dos custos médicos diretos por doente foi de 12.746 DT, com um mínimo de 5.829 DT e um máximo de 35.025 DT. A média foi de 13.658 ± 5.654 DT.

A repartição das despesas médicas diretas na população é apresentada no **quadro IX.**

Tabela IXRepartição das despesas médicas diretas na população.

Parâmetros	Custos medianos (DT)	Média (DT)	Mínimo (DT)	Máximo (DT)	Percentagem do custo médio
Medicamentos	335	487	216	1 936	3,6%
Dispositivos médicos	11 774	12 593	4 825	33 982	92,2%
Análises biológicas	44,500	111	44,500	474	0,8%
Exames radiológicos	30	75	30	435	0,5%
Custos de hospitalização	180	233	40	1 280	1,7%

Despesas com pessoal médico e paramédico	159	159	-	-	1.2%
Custos médicos diretos	12 746	13 658	5 829	35 025	100%

Os produtos farmacêuticos representam 95,8% da mediana dos custos diretos, enquanto os dispositivos médicos representam 92,2%.

A repartição do custo total por diagnóstico é apresentada no **quadro** seguinte. **X**e a percentagem (em%) do custo dos produtos farmacêuticos (medicamentos e DM) no custo médio total é apresentada na **figura23**.

Mesa XRepartição dos custos totais por diagnóstico

Parâmetros	Custo total do aneurisma	Custo total MAV	Custo total FAVd	Custo total do tumor	Custo total do AVC
Produtos farmacêuticos	85,4%	84,7%	76,8%	89,2%	82,4%
Depreciação do quarto NRI	9%	10%	18%	8,5%	9,4%
Internamento hospitalar	1,4%	2,7%	1,9%	0,5%	2,9%
Outros	4,2%	2,6%	3,3%	1,8%	5,3%

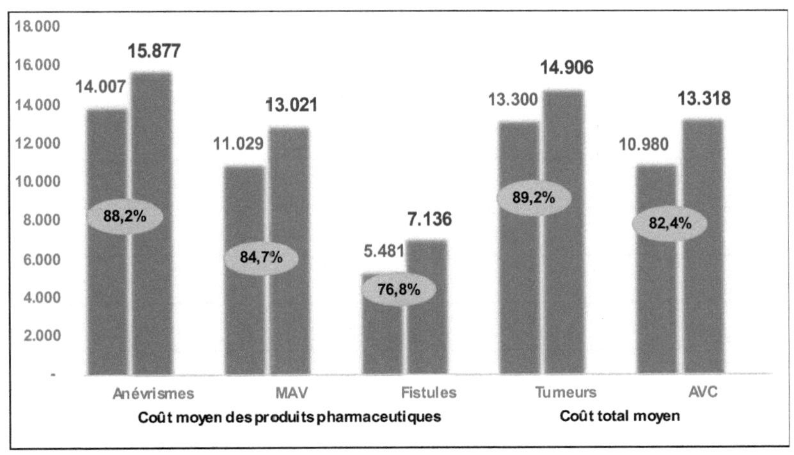

**Figura 23Custo médio dos produtos farmacêuticos por diagnóstico
na população**

A correlação não paramétrica Rho de Spearman deu-nos um resultado estatisticamente significativo ao nível de 0,01 (p <0,01) para a relação entre os custos farmacêuticos e os custos médicos diretos com os seguintes coeficientes de correlação:

- Os medicamentos apresentaram um valor de P = 0,002 com um coeficiente de correlação igual a 0,45.
- Os dispositivos médicos tiveram um valor de p de 0,001 com um coeficiente de correlação elevado de 0,96.

As despesas com medicamentos e dispositivos médicos dividem-se em duas partes: por um lado, os produtos farmacêuticos utilizados durante a operação e, por outro, os utilizados durante a hospitalização. **QuadroXI**apresenta um resumo destes custos.

**Tabela XICustos dos medicamentos e dos dispositivos médicos durante a
operação
e durante a hospitalização.**

49

| | Durante a operação | | Durante a hospitalização | |
| Custo em | Medicamentos | Dispositivos médicos | Medicamentos | Dispositivos médicos |
dinares				
Mediana	288	11 773	26	1
Média	386	12 585	101	8
Máximo	1 100	33 979	1 715	100
Mínimo	189	4 823	2	1
Percentagem dos custos médicos diretos	2.8%	92%	0.8%	0.06%

O custo dos dispositivos médicos utilizados durante a operação foi responsável pela maior parte dos custos médicos diretos (92%). O custo dos dispositivos utilizados durante a hospitalização foi considerado negligenciável, representando apenas 0,06% dos custos médicos diretos.

3.3.2.1. Custo dos dispositivos médicos

Os resultados relativos aos custos dos dispositivos médicos por patologia neurovascular estão resumidos nos **quadrosXII, XIII, XIVeXV.**

**Tabela XIICustos dos dispositivos médicos utilizados durante a embolização de aneurismas
de aneurismas sem técnica de remodelação.**

Número de pacientes	22		
Designação	Custo médio (DT)	Percentagem dos custos médios de DM	Percentagem do custo médio total
Bobinas	9 351	69,5%	59,2%
Microguias	1 245	9,3%	7,9%
Microcateteres	1 468	10,9%	9,3%
Cateteres portadores	797	5,9%	5%
Outros	581	4,3%	3,7%
Custo médio da DM	13 452	99,9%	-
Custo total médio	15 800	-	85,1%

*Os dispositivos médicos utilizados durante a operação, tais como fios-guia, válvulas hemostáticas, seringas de injeção, campos esterilizados, etc.

**Tabela XIIICustos dos dispositivos médicos utilizados durante a embolização do
aneurisma utilizando a técnica de Remodelação.**

Número de pacientes	7		
Designação	Custo médio (DT)	Percentagem dos custos médios de DM	Percentagem do custo médio total
Bobinas	6 501	46,9%	40,3%
Balão	2 993	21,6%	18,6%
Microguias	1 246	9%	7,8%
Microcateteres	1 746	12,6%	10,8%

Cateteres portadores	797	5,8%	4,9%
Outros	565	4%	3,5%
Custo médio da DM	13 850	99,9%	-
Custo total médio	16 118	-	85,9%

*Os dispositivos médicos utilizados durante a operação, tais como fios-guia, válvulas hemostáticas, seringas de injeção, campos esterilizados, etc.

Tabela XIVCustos dos dispositivos médicos utilizados durante a embolização de MAVs e tumores

Número de pacientes	8		
Designação	Custo médio (DT)	Percentagem dos custos totais de DM	Percentagem do custo médio total
Adesivos cirúrgicos	2 956	26,2%	21,5%
Microguias	1 619	14,3%	11,8%
Microcateteres	5 388	47,7%	39,2%
Cateteres portadores	797	7,1%	5,8%
Outros	520	4,6%	3,8%
Custo médio da DM	11 288	99,9%	-
Custo total médio	13 728	-	82,2%

*Os dispositivos médicos utilizados durante a operação, tais como fios-guia, válvulas hemostáticas, seringas de injeção, campos esterilizados, etc.

Tabela XVCustos dos dispositivos médicos utilizados durante a embolização das FAVsd

Número de	2

Designação	Custo médio (DT)	Percentagem dos custos totais de DM	Percentagem do custo médio total
Adesivos cirúrgicos	375	7,7%	6,4%
Microguias	1 855	38%	31,7%
Microcateteres	2 200	45%	37,6%
Cateteres portadores	79,5	1,6%	1,4%
Outros	375	7,7%	6,4%
Custo médio da DM	4 886	91,9%	-
Custo total médio	7 136	-	63,2%

*Os dispositivos médicos utilizados durante a operação, tais como fios-guia, válvulas hemostáticas, seringas de injeção, campos esterilizados, etc.

Para o tratamento de aneurismas, as bobinas isoladas, para embolização sem técnica de remodelação, e as bobinas combinadas com balões, para embolização com técnica de remodelação, representaram a maior parte do custo dos dispositivos médicos.

Por outro lado, nos doentes tratados por embolização para MAV, FAVd ou tumores, os microcateteres, microguias e agentes embólicos representaram a maior parte dos custos com dispositivos médicos.

No caso da trombectomia para o AVC isquémico, a DM foi responsável por 80,6% do custo médio total.

3.3.2.2. Custo dos medicamentos

O custo dos medicamentos representa a despesa total com os medicamentos utilizados por doente durante a operação e a hospitalização.

Os medicamentos representaram 3,6% dos custos médicos diretos, dos quais 2,8% foram utilizados durante a operação.

Os resultados dos custos dos medicamentos utilizados durante a operação por classe terapêutica, ou seja, anestésicos, anticoagulantes injectáveis, produtos de contraste iodados e outros, estão resumidos no **quadro XVI.**

Quadro XVI: Custo dos medicamentos utilizados durante os procedimentos de neurorradiologia de intervenção

Número de pacientes	40	
Designação	Custo médio (DT)	Percentagem dos custos totais dos medicamentos
Medicamentos anestésicos	121	25%
Meios de contraste iodados	204	42%
Anticoagulantes injectáveis	8	1,6%
Bloqueadores dos canais de cálcio (Nimodipina)	31	6%
Outros	12	2,5%

* Outros medicamentos utilizados caso a caso, conforme necessário durante o procedimento de embolização.

Os produtos de contraste iodados (42%) e os medicamentos utilizados na anestesia geral (25%) representaram a maior parte dos custos com medicamentos durante a operação.

Os medicamentos utilizados durante a hospitalização representaram apenas 0,8% dos custos médicos diretos. O seu custo foi influenciado essencialmente pela duração do internamento e pela ocorrência de complicações pós-embolização.

- A correlação bivariada de Pearson deu-nos um resultado estatisticamente significativo ao nível de 0,01 (p = 0,001) para a relação entre os custos com medicamentos em regime de internamento e o tempo de internamento, com um coeficiente de correlação de 0,65.

- O teste de Mann-Whitney rank-sum produziu um teste

estatisticamente significativo com um valor de p = 0,009 para a relação entre os custos com medicamentos durante o internamento e a ocorrência de complicações.

3.3.3. Custos diretos não médicos

A mediana dos custos diretos não médicos foi de 1.285 DT, com um mínimo de 1.250 DT e um máximo de 1.550 DT.

- As amortizações e depreciações ascenderam a 1 250 DT.
- O custo médio do transporte foi de 50 DT, com extremos que variaram entre 5 e 300 DT.

A avaliação dos custos diretos não médicos não teve uma influência significativa nos custos totais. De facto, a correlação não paramétrica Rho de Spearman deu-nos um resultado estatisticamente insignificante com um valor de p > 0,05 (p = 0,71) relativamente à relação entre os custos diretos não médicos e o custo total.

3.3.4. Análise dos custos indirectos

A avaliação dos custos indirectos, que no nosso estudo são representados pelo absentismo, não teve grande influência no custo total. Apenas um doente em quarenta beneficiou de um repouso médico de 9 dias, elevando o custo indireto para 180 dinares. De facto, a correlação não paramétrica Spearman's Rho entre os custos indirectos e os custos totais deu-nos um resultado estatisticamente insignificante com um valor de p > 0,05 (p = 0,58).

As razões seguintes podem explicar esta não correlação:

- No caso de ausências de curta duração, não há perda de produtividade, uma vez que o trabalho pode ser efectuado por um colega ou pela própria pessoa no seu regresso.
- os doentes não activos representavam uma grande parte da população

do estudo (80%).

3.3.5. Análise dos custos incorpóreos

No nosso estudo, não foi incluído o acompanhamento dos doentes após a alta do NIN, razão pela qual não foram avaliados os custos intangíveis.

3.3.6. Análise dos custos totais de hospitalização

A mediana do custo total na população estudada foi de 14 046 DT, com um mínimo de 7 079 DT e um máximo de 36 325 DT.

Além disso, a correlação entre os custos médicos diretos e os custos totais é significativa ao nível de 0,01 ($p<0,001$) com um coeficiente de correlação de 1.

Esta correlação mostra que o custo total depende inteiramente dos custos médicos diretos e, mais especificamente, das despesas com os dispositivos médicos utilizados durante a operação.

4. DISCUSSÃO

4.1. Conclusão do estudo

No nosso estudo, interessava-nos sobretudo determinar o custo total de um procedimento de neurorradiologia de intervenção. Em segundo lugar, comparar este custo total com os montantes fixos atribuídos pela Caisse Nationale d'Assurance Maladie. E, por fim, identificar os principais parâmetros associados às variações do custo total deste procedimento.

O nosso trabalho é o primeiro estudo tunisino a avaliar o custo das RMN. Não estávamos apenas interessados na avaliação do custo do tratamento endovascular de aneurismas, mas também de MAV, FAVd, tumores e AVC isquémicos. Além disso, para certas patologias, como as FAVd e os tumores, foram encontradas poucas referências bibliográficas descritivas ou análises de custos.

De acordo com o nosso estudo, o custo total da embolização de uma malformação vascular do sistema nervoso central varia entre um mínimo de 7 079 DT e um máximo de 36 325 DT, com uma mediana de 14 046 DT.

Para a embolização de aneurismas, o custo total mediano é de 14.244 DT, com extremos que variam entre 8.005 DT e 36.325 DT. Para as MAVs, o custo mediano é de 13 656 DT, com um mínimo de 7 746 DT e um máximo de 18 439 DT. No caso dos tumores, o custo da hospitalização varia entre 13 616 DT e 15 954 DT, com uma mediana de 15 148 DT. Quanto ao tratamento de fístulas e AVC, os respectivos custos totais medianos são de 7 136 DT e 13 138 DT.

O nosso estudo revelou que o custo total foi significativamente influenciado pelo custo dos produtos farmacêuticos, nomeadamente dos dispositivos médicos (p<0,001) e dos medicamentos (p=0,02).

Além disso, para os aneurismas, demonstrámos que o número de bobinas utilizadas (p<0,001), o número de microcateteres (p<0,001), o tamanho (p=0,021) e a largura do colo (p=0,048) do aneurisma têm uma influência significativa no custo total do procedimento.

Relativamente às MAV, fístulas e tumores, o custo da sua intervenção é influenciado pela quantidade de agentes embólicos (p=0,003) e pelo número de microcateteres (p<0,001).

No entanto, o facto de o aneurisma ser roto ou não roto (p=0,81), a duração do internamento (p=0,14) e os factores de risco cardiovascular (p=0,12) não tiveram influência no custo total do procedimento.

O sistema de reembolso da embolização de uma patologia neurovascular na Tunísia consiste, para os pacientes inscritos no CNAM, em serem totalmente cobertos pelo sistema de seguros.

Numa primeira fase, o CNAM propõe a mesma tarifa fixa de 7 000 DT para o tratamento endovascular de aneurismas, MAV, FAVd e tumores.

Para as trombectomias de acidentes vasculares cerebrais isquémicos, o pacote atribuído é de 12 000 DT.

Para os pacientes do plano tarifário completo, o procedimento de NRI e a hospitalização ficam inteiramente a cargo do paciente.

Para os doentes indigentes, o Instituto assume as despesas.

4.2. Tratamento dos aneurismas

Desde o desenvolvimento das técnicas endovasculares para o tratamento dos aneurismas intracranianos, a abordagem terapêutica mudou consideravelmente. Dois estudos principais alteraram completamente a forma de compreender a patologia dos aneurismas intracranianos, ISAT [3para os aneurismas rotos e o ISUIA [4para os aneurismas não rotos. Após a publicação destes dois estudos, a escolha do tratamento passou da cirurgia para a embolização.

4.2.1. Sexo

Dados da literatura mostram uma predominância de mulheres no tratamento endovascular de aneurismas, com razões de sexo variando de 0,38 a 0,93[51-54].

No nosso estudo, o rácio entre os sexos foi de 0,81, o que se encontra dentro dos valores referidos na literatura.

4.2.2. Idade

A idade média na nossa série de tratamento endovascular de aneurismas foi de 55 anos (17-80 anos). Encontrámos uma distribuição homogénea e independente da idade dos doentes com aneurismas intracranianos.

Num estudo retrospetivo francês realizado por Labalette et al. a idade média registada foi de 52 anos, com extremos que variam entre 26 e 84 anos[54].

4.2.3. Duração da estadia, tendências e custo da hospitalização

No nosso estudo, a mediana do tempo de internamento foi de cinco dias, com um máximo de 20 dias (correspondente a um internamento prolongado devido a uma complicação pós-operatória causada por uma infeção nosocomial) e um mínimo de 24 horas (para monitorização pós-embolização).

O estudo marroquino de Cheikh et al. registou uma duração mediana de internamento de sete dias, um dia na unidade de cuidados intensivos e cinco dias nas unidades médicas, com um mínimo de quatro dias e um máximo de 11 dias [55].

O estudo francês de Labalette et al. encontrou uma duração mediana de estadia de cinco dias, o que coincide com a nossa duração de estadia, com extremos que vão de dois a 31 dias[54].

As complicações tromboembólicas são provavelmente as complicações graves mais frequentes em neurorradiologia de intervenção. O risco de trombose está relacionado com a lesão do endotélio vascular durante a cateterização, com o meio de contraste e o material de embolização utilizados e com os cateteres[56]. O principal método de prevenção do risco é a manutenção de uma anticoagulação eficaz durante todo o procedimento com heparina [57]. As complicações tromboembólicas são geralmente menos graves nas MAVs do que nos aneurismas [58].

O vasoespasmo é a principal complicação da hemorragia subaracnóidea (HSA), podendo levar à morte e a complicações neurológicas graves. O vasoespasmo precoce é uma redução do calibre vascular imediatamente após a HSA e até três a quatro horas depois. [èmeème]O vasoespasmo tardio, que começa mais frequentemente 4 dias após a HSA, com um pico cerca de 7 dias, pode ocorrer perto ou longe do aneurisma roto[48]. O tratamento desta complicação baseia-se principalmente na angioplastia química, que consiste na injeção intra-arterial de um vasodilatador como a nimodipina (Nimotop®)[48].

Outra complicação frequentemente observada durante a embolização do aneurisma é a hemorragia. O risco de rutura aneurismática durante o tratamento endovascular é de 2,5%[59]. O diagnóstico é feito através da injeção de um produto de contraste, que confirma imediatamente a fuga extravascular ou, pelo contrário, elimina a hipótese de rutura. O tratamento imediato consiste na reversão do efeito da heparina com sulfato de protamina na dose de 1 mg por 100 U de HNF. O saco aneurismático deve continuar a ser preenchido para ocluir o aneurisma o mais rapidamente possível e parar a hemorragia[60].

Na literatura, encontramos percentagens de morbilidade que variam entre oito e 29% e de mortalidade entre quatro e 5,7% da população estudada[51,52,61]. O acidente vascular cerebral isquémico e a rutura aneurismática foram as duas complicações mais frequentes relatadas no estudo paquistanês de Zubair Tahir et al. que visava avaliar a relação custo-eficácia da clipagem versus enrolamento de aneurismas intracranianos após hemorragia subaracnoideia[52].

No nosso estudo, ocorreram complicações em 17,2% (n=5) dos doentes tratados por embolização de aneurismas, a maioria das quais não relacionadas com o procedimento endovascular mas sim com o internamento pós-operatório. A taxa de mortalidade para estas complicações foi de 100%. Os cinco doentes faleceram devido a infecções nosocomiais, acidente vascular cerebral isquémico após oclusão do aneurisma, hemorragia subaracnoideia devido a rutura do aneurisma e paragem cardiorrespiratória.

Neste estudo, também analisámos os determinantes dos custos de internamento hospitalar e verificámos que o custo global não foi influenciado pelo tempo total de internamento (p=0,14) nem pelo tempo de internamento numa unidade de cuidados intensivos (p=0,12), o que pode ser explicado pelo baixo custo dos produtos farmacêuticos utilizados durante o internamento e pelo baixo custo do próprio internamento.

O estudo marroquino de Cheikh et al. apresentou os mesmos resultados que o nosso e mostrou que não havia correlação entre, por um lado, o tempo total de permanência no hospital ou apenas o tempo de permanência nos cuidados intensivos e, por outro lado, o custo global (p=0,096) e (p=0,073)[53].

No entanto, num estudo canadiano retrospetivo realizado por Bekelis et al. com o objetivo de desenvolver e validar um modelo preditivo do custo da hospitalização após o enrolamento de um aneurisma cerebral, o impacto da hospitalização no custo global dos cuidados foi demonstrado com um valor de p<0,0001[51].

Este estudo mostrou que o custo inicial da hospitalização era uma componente importante da carga económica global dos cuidados de saúde e que um dos principais factores de variação deste custo era a duração da hospitalização[51].

Outro estudo retrospetivo francês, realizado por Labalette et al. com o objetivo de avaliar o custo hospitalar da embolização de aneurismas cerebrais e compará-lo com a receita gerada pelo sistema de reembolso, também referiu a elevada proporção do custo do internamento no encargo global, que representou 42% do custo global (6.908 € para 16.356 €)[54].

Esta diferença no custo do internamento e no impacto da duração do internamento na carga económica global pode ser explicada pelo facto de ser difícil transpor as nossas estimativas económicas para os estudos médicos e económicos realizados noutros países, dadas as diferenças na organização do sistema de cuidados médicos e na estrutura de preços.

4.2.4. Factores de risco cardiovascular

No nosso estudo, verificámos que 37,9% (11) dos doentes eram hipertensos, 17,2% (5) fumadores e 3,4% (1) diabéticos.

O estudo retrospetivo de Elewa et al., que teve como objetivo discutir os resultados técnicos e de gestão da primeira série de casos de aneurismas saculares cerebrais sintomáticos e assintomáticos tratados por embolização no Egito, relatou 41,9% de indivíduos que eram hipertensos, 38,7% fumadores e 12,9% diabéticos [61].

Outro estudo canadiano retrospetivo realizado por Bekelis et al. também encontrou uma maioria de doentes hipertensos (55,5%) seguidos de 36,8% de fumadores[51].

Embora a hipertensão e o tabagismo sejam considerados factores de risco para o AVC hemorrágico, não parecem influenciar o custo global (p=0,12). O estudo marroquino de Cheikh et al. registou o mesmo resultado com um valor de p de 0,77[53].

4.2.5. Custo total e factores que o influenciam

De acordo com o nosso estudo, o custo total de um procedimento endovascular para um aneurisma intracraniano varia entre um mínimo de 8.005 DT e um máximo de 36.325 DT, com uma média de 15.887 DT por doente. O custo total de 11 pacientes foi superior à média e os 29 pacientes tratados tiveram um custo de hospitalização superior a 7.000 DT, sendo o pacote inicial reembolsado pelo CNAM para cobrir todos os custos de embolização.

O custo médio do tratamento endovascular em França foi estimado pelo estudo retrospetivo de Labalette et al. em 16 356 euros (DT29 441) (45). Em Marrocos, o estudo de Cheikh et al. registou um custo médio de 7 528 euros (16 562 DT), com extremos que variam entre 4 784 euros (10 525 DT) e 32 172 euros (70 778 DT) (44).

No nosso estudo, demonstrámos que o custo dos produtos farmacêuticos representa a maior parte do custo total, com uma percentagem de 85,4%, seguido da depreciação da sala de neurorradiologia (9%), do internamento (1,4%) e de outros custos que representam 4,2% do custo total do internamento.

No nosso estudo, estávamos interessados em separar o custo dos produtos farmacêuticos entre os utilizados durante a operação e os utilizados durante o internamento, e verificámos que os medicamentos e os DM utilizados durante a operação representam 94,8% dos custos médicos diretos, com um custo de 12 061 DT, enquanto a parte dos utilizados durante o internamento é insignificante (0,86%).

Verificou-se uma correlação estatisticamente significativa entre o custo dos produtos farmacêuticos e o número de bobinas e outros dispositivos médicos utilizados (p<0,001). Também se verificou uma correlação significativa entre o custo dos produtos farmacêuticos (dispositivos médicos) e o tamanho do aneurisma (p=0,021) e o tamanho do colo (p=0,048), respetivamente. Estes resultados são consistentes no sentido em que quanto maior for o aneurisma, maior será o número de bobinas necessárias para encher o saco.

Além disso, o número de dispositivos utilizados varia de acordo com o tamanho do colo. Isto pode ser explicado pelo facto de que, quando o tamanho do colo ultrapassa um determinado valor, o neurorradiologista é obrigado a recorrer à técnica de remodelação, utilizando um balão ou um stent para proporcionar maior segurança durante o enchimento do saco aneurismático, o que implica um aumento significativo dos custos incorridos.

O nosso estudo mostrou ainda que, dos DM utilizados durante o procedimento, as bobinas foram responsáveis pela maioria do custo total, independentemente da técnica utilizada (sem ou com Remodelação), com um custo de 9.351 e 6.501 DT respetivamente, seguidas dos balões para a técnica de Remodelação com um custo de 2.993 DT, dos microcateteres e microguias em proporções quase iguais com um custo de 1.246 e 1.746 DT, seguidos do cateter portador com um custo de 797 DT e depois dos outros DM com um custo de 581 DT.

No estudo francês, cujo objetivo era avaliar o custo hospitalar da embolização de aneurismas cerebrais, Labalette et al. também analisaram o custo dos DM utilizados durante o procedimento endovascular e relataram um custo médio de 5 226 euros (7 160 DT) para aneurismas rotos e 7 746 euros (10 611 DT) para aneurismas não rotos, sendo 55,7% representados pelo custo das bobinas[54].

Outro estudo realizado por Zubair Tahir et al. no Paquistão teve como objetivo comparar os resultados clínicos, o consumo de recursos e a relação custo-eficácia do tratamento endovascular versus a clipagem cirúrgica num país em desenvolvimento. Este estudo também determinou o custo da DM, que ascendeu a \$3.000 (4.110 DT), representando 59,2% do custo total médio de hospitalização[52].

Num outro estudo retrospetivo americano, realizado na Universidade de Utah por Twitchell et al. com o objetivo de avaliar os factores de custo específicos da clipagem cirúrgica e da embolização e endovascularização de aneurismas intracranianos rotos e não rotos, o custo dos produtos farmacêuticos utilizados durante o procedimento de embolização representou 50,8% do custo total, incluindo 43,2% para a DM[62].

Estes resultados coincidem também com o nosso estudo, em que o custo dos produtos farmacêuticos, nomeadamente a DM, representa a maior parte do custo total do internamento.

4.2.6. Embolização de aneurismas e fármaco-economia

O ensaio ISAT demonstrou que o tratamento endovascular deu melhores resultados clínicos, medidos aos 2 meses e 1 ano de seguimento, para aneurismas adequados tanto para a clipagem endovascular como para a neurocirúrgica [3]. A embolização de aneurismas é cada vez mais utilizada em todo o mundo, mesmo nos países em desenvolvimento. Nos Estados Unidos, a taxa de tratamento endovascular aumentou entre 2002 e 2008 de 30% para 63% nos aneurismas não rotos e de 17% para 58% nos aneurismas rotos[63].

Neste contexto, vários estudos avaliaram a relação custo-eficácia da endovascularização por enrolamento em comparação com a clipagem cirúrgica de aneurismas intracranianos rotos ou não rotos, e compararam os resultados clínicos.

Num estudo paquistanês, Zubair Tahir et al. avaliaram a relação custo-eficácia da clipagem versus enrolamento de aneurismas intracranianos após hemorragia subaracnoideia num país em desenvolvimento[52].

O custo do coiling foi 62% superior ao da clipagem, mas sem o benefício adicional da redução da morbilidade. O custo da hospitalização foi reduzido no grupo endovascular devido ao menor tempo de internamento em comparação com o grupo cirúrgico. No entanto, os benefícios desta aparente redução do tempo de internamento foram compensados pelo preço mais elevado do procedimento endovascular e pelo custo dos medicamentos. O custo médio do tratamento endovascular foi estimado em $5.070 (DT6.946) no Paquistão[52].

Ballet et al apresentaram uma conclusão oposta num estudo retrospetivo realizado em França. Concluíram que, apesar de o procedimento endovascular ser tendencialmente mais dispendioso em termos de dispositivos médicos esterilizados de utilização única (bobinas, microcateteres, etc.), este aumento foi mais do que compensado pela poupança efectuada nos custos de pessoal e na duração e custo da hospitalização[64].

A técnica endovascular permite uma estadia hospitalar mais curta, os doentes tendem a regressar mais rapidamente à atividade normal e têm um resultado funcional favorável em comparação com os doentes que foram submetidos a uma intervenção neurocirúrgica[64].

Um estudo retrospetivo realizado nos Estados Unidos por Lad et al. teve como objetivo determinar o impacto económico a longo prazo da endovascularização por enrolamento em comparação com a clipagem cirúrgica para o tratamento de aneurismas intracranianos. O custo total para os doentes submetidos a enrolamento foi de $82.986 (132.777DT)[65].

Como o sistema de financiamento é totalmente diferente do nosso, os estudos americanos sobre o custo da embolização não podem ser transpostos para a Tunísia.

Neste estudo, verificaram que, apesar de a clipagem estar associada a mais complicações, resultava em menos reintervenções, pelo que o custo da clipagem e do coiling era comparável aos cinco anos. Por outro lado, os doentes do grupo endovascular acumularam mais custos devido ao maior tempo de seguimento, devido a taxas mais elevadas de reintervenções e angiografias[65].

Neste sentido, vários estudos analisaram o tratamento dos aneurismas e referiram que a taxa de retratamento é muito superior nos doentes submetidos a coilingendovascularização, o que pode ser explicado por uma taxa de recanalização, ou seja, o retorno do fluxo sanguíneo ao aneurisma, que é superior quando os aneurismas são tratados por embolização[3,66,67].

No nosso caso, a primeira angiografia de seguimento foi efectuada 6 meses após a embolização do aneurisma, com a possibilidade de reintervenção endovascular seguida de novas angiografias.

A técnica endovascular tem muitas vantagens para os doentes, mas não pode ser bem sucedida em todos os tipos de aneurismas intracranianos. Tanto a técnica cirúrgica como a endovascular continuam a ser indispensáveis para o tratamento dos aneurismas[3].

4.3. Tratamento de outras doenças neurovasculares

No nosso estudo, registámos cinco casos de MAV, com uma idade mediana de 24 anos, variando entre os quatro e os 41 anos, e uma maioria de homens. A mediana do tempo de internamento foi de três dias, com extremos que variaram entre dois e 30 dias (correspondendo ao internamento na unidade de cuidados intensivos e depois na unidade de neuropediatria na sequência de uma complicação pós-operatória como a hidrocefalia).

O estudo realizado nos EUA por Rutledge et al. sobre os determinantes do custo da gestão das malformações arteriovenosas, refere uma média de idades de 38 ± 17 anos para o grupo de estudo de embolização pré-operatória, com uma maioria de mulheres (65% mulheres e 45% homens), numa amostra maior do que a nossa, incluindo 49 doentes[68].

No nosso estudo, avaliámos o custo global mediano de um procedimento endovascular numa MAV, que ascendeu a 13 656 DT, com um mínimo de 7 746 e um máximo de 18 439 DT.

A obliteração total das MAV não é frequentemente obtida na primeira intervenção, sendo necessários vários cursos de embolização ou uma combinação de diferentes disciplinas, nomeadamente neurorradiologia de intervenção, cirurgia e radioterapia, para conseguir a oclusão total da MAV[5].

O custo global mediano registado pelo Scottish *IntracranialVascular Malformation Study* de Miller et al. foi de £16.938, equivalente a 37.264 dinares tunisinos. Determinaram os custos diretos dos cuidados de saúde e estimaram o custo indireto da perda de produtividade para toda a população do estudo[69].

No estudo americano de Rutledge et al, a cirurgia com embolização pré-operatória foi o procedimento mais caro, com um custo médio de 91.948 dólares, com um mínimo de 79.914 dólares e um máximo de 140.600 dólares[.68].

Além disso, embora a embolização pré-operatória seguida de cirurgia seja o tratamento mais dispendioso, a redução do número e da duração das operações pode torná-lo o tratamento mais rentável[68].

O nosso estudo mostra que, para o tratamento endovascular dos tumores e da FAVd, o custo global mediano de cada patologia foi, respetivamente, de 15 148 DT e de 7 136 DT. A determinação dos factores que influenciam a variação do custo mediano das MAVs mostra que o custo dos produtos farmacêuticos representa mais de metade do custo mediano global.

A mediana do custo global destas três patologias está diretamente dependente dos produtos farmacêuticos utilizados durante o procedimento, nomeadamente microcateteres (p<0,001) e agentes embólicos (p=0,003).

Qualquer que seja a patologia neurovascular a ser tratada endovascularmente, o custo do DM utilizado durante o procedimento representa mais de 60% do custo médio total. Estes resultados podem ser explicados pela necessidade de mudança de microcateteres durante o procedimento devido à precipitação do agente embólico no lúmen do cateter.

Até à data, existem poucos dados sobre o custo do tratamento endovascular de MAVs cerebrais, tumores e FAVDs.

No que diz respeito à trombectomia para o AVC isquémico, relatámos um único caso com um custo de 13.138 DT, 80,6% dos quais corresponderam ao custo da DM.

Um estudo realizado no Reino Unido estimou o custo total médio da trombectomia mecânica e dos cuidados hospitalares subsequentes nas primeiras 24 horas em 39 045 DT. O principal fator de custo foram os produtos farmacêuticos utilizados durante o procedimento de trombectomia, que representaram 73% do custo total[70].

Ensaios clínicos recentes demonstraram a eficácia da trombectomia mecânica no AVC isquémico agudo. Em 2015, a European Stroke Organisation (ESO) actualizou as recomendações para o tratamento do AVC isquémico agudo, defendendo a utilização da trombectomia mecânica[71].

4.4. Pontos fracos do nosso estudo

Trata-se de um estudo prospetivo em que o cálculo dos custos de hospitalização incluiu os custos diretos e os custos indirectos representados apenas pela perda de produtividade profissional do doente durante o internamento. O acompanhamento do doente após a alta hospitalar ou dos seus familiares e amigos não foi efectuado neste estudo. O presente estudo permitiu avaliar o custo real de um procedimento de embolização, mas não podemos deixar de assinalar um certo número de limitações relacionadas com a amostra estudada:

- A nossa pequena população de estudo de 40 doentes.
- Algumas das doenças avaliadas são representadas por um número muito reduzido de doentes, o que não reflecte o verdadeiro custo do tratamento.
- O acompanhamento e a monitorização do doente após a alta do NIN não foram avaliados neste estudo, mas poderiam ser objeto de um estudo de acompanhamento após a embolização.

CONCLUSÃO

O estudo farmacoeconómico constitui uma ferramenta única para avaliar os resultados de saúde em termos monetários e informar as decisões em matéria de cuidados de saúde. No entanto, a avaliação monetária dos resultados em matéria de saúde coloca um problema ético, uma vez que, em última análise, este método equivale a atribuir um valor monetário à vida.

O nosso estudo é uma avaliação farmacoeconómica de procedimentos de neurorradiologia de intervenção para patologias vasculares cerebro-medulares.

Os objectivos deste estudo foram avaliar o custo total de um procedimento endovascular, identificar os factores que o determinam e compará-lo com os montantes fixos atribuídos pelo CNAM.

Um procedimento de embolização custa ao Instituto Nacional de Neurologia entre 7.079 DT e 36.325 DT, com uma mediana de 14.046 DT. O custo dos produtos farmacêuticos representou a maior parte do custo global (95,8%) e foi dominado pelo custo dos dispositivos médicos utilizados durante o procedimento (92%), nomeadamente bobinas, agentes embólicos e microcateteres.

A maioria das patologias neurovasculares tratadas foram aneurismas (n=29). As caraterísticas dos aneurismas (tamanho do saco aneurismático e do colo) e o número de bobinas utilizadas foram considerados factores que influenciaram a variação do custo total do procedimento, com um p-value significativo < 0,05.

Embora o tratamento endovascular seja geralmente mais caro em termos de dispositivos médicos, este aumento é mais do que compensado pelas economias efectuadas em termos de complicações e de duração e custo da hospitalização. As vantagens do tratamento endovascular são numerosas, nomeadamente para o doente, que beneficia de uma recuperação mais rápida, de uma hospitalização mais curta, de menos dores e de menos complicações no pós-operatório. Além disso, o regresso às actividades profissionais ou pessoais é também mais rápido do que após uma intervenção neurocirúrgica.

O tratamento das patologias neurovasculares mudou consideravelmente nos últimos quinze anos. Anteriormente tratadas exclusivamente por cirurgia, são agora cada vez mais tratadas por neurorradiologia de intervenção. O desenvolvimento da tecnologia dos dispositivos médicos e a redução do risco destes tratamentos poderão tornar o tratamento destas patologias neurorradiológicas ainda mais eficaz.

REFERENCIAS

1. **Rousseau H, Vernhet-Kovacsik H, Mouroz PR, Otal P, Meyrignac O, Mokrane FZ.** Futuro da radiologia de intervenção. *Presse Med. 2019;48:648-54.*

2. **Beckett JS, Duckwiler GR, Tateshima S, Szeder V, Jahan R, Gonzalez N, et al.**Coil embolization through the Marathon microcatheter: Advantages and pitfalls. *IntervNeuroradiol. 2017;23:28-33.*

3. **Molyneux AJ, Kerr RS, Yu LM, Clarke M, Sneade M, Yarnold JA, et al.** International subarachnoid aneurysm trial (ISAT) of neurosurgical clipping versus endovascular coiling in 2143 patients with ruptured intracranial aneurysms: a randomised comparison of effects on survival, dependency, seizures, rebleeding, subgroups, and aneurysm occlusion. *Lancet 2005;366:809-17.*

4. **ᵣᵈWiebers DO, Whisnant JP, Huston J 3 , Meissner I, Brown RD Jr, Piepgras DG, et al.** Unruptured intracranial aneurysms: natural history, clinical outcome, and risks of surgical and endovascular treatment. *Lancet. 2003;362:103-10.*

5. **Brown RD, Flemming KD, Meyer FB, Cloft HJ, Pollock BE, Link MJ.** Natural history, evaluation, and management of intracranial vascular malformations (História natural, avaliação e tratamento de malformações vasculares intracranianas). *Mayo Clin Proc. 2005;80:26981-.*

6. **Solomon RA, Connolly ES.** Malformações arteriovenosas do cérebro. *N Engl J Med. 2017;376:185966-.*

7. **Rousseau H, Vernhet-Kovacsik H, Mouroz PR, Otal P, Meyrignac O, Mokrane FZ.** Futuro da radiologia de intervenção. *Presse Med. 2019;48:648-54.*

8. **Rodesch G, Picard L, Berenstein A, Biondi A, Bracard S, Choi IS, et al.**Interventionalneuroradiology: a neuroscience sub-specialty?.*IntervNeuroradiol. 2013;19:263-70.*

9. **Hu J, Albadawi H, Chong BW, Deipolyi AR, Sheth RA, Khademhosseini A, et al.**Advances in biomaterials and technologies for vascular embolization. *Adv Mater. 2019;31:e1901071.*

10. **Thuillier L.** Tratamento endovascular dos aneurismas da artéria cerebral média: estudo retrospetivo de 202 aneurismas [Tese]. *Nancy: Université de Lorraine, Faculté de Médecine; 2002.*

11. **Arnold MJ, Keung JJ, McCarragher B.** Radiologia intervencionista: indicações e melhores práticas. *IntervRadiol. 2019;99:10.*

12. **Grugeaux M, Bernard L, Charpille D, Mazen J, Gabrillargues D, Boïko-Alaux V, et al.** Neurorradiologia de intervenção: dispositivos médicos utilizados segundo as patologias. *[Online]. 2009 [Acedido em 19/03/2021]. Disponível: https://www.euro-pharmat.com/communications-affichees/download/3212/3102/170*

13. **Zhou S, Dion PA, Rouleau GA.** Genética dos aneurismas intracranianos. *Acidente vascular cerebral. 2018;49:780-7.*

14. **Centro Vascular de Memphis.** Aneurismas cerebrais. *[Online]. 2021 [Acedido em 19/03/2021]. Disponível: https://memphisvascular.com/patient-education/ brain-aneurysms/*

15. **Sforza DM, Putman CM, Cebral JR.**Hemodinâmica dos aneurismas cerebrais. *Annu Rev Fluid Mech. 2009;41:91-107.*

16. **Schievink WI.** Aneurismas intracranianos. *N Engl J Med. 1997;336:2840-.*

17. **Signorelli F, Sela S, Gesualdo L, Chevrel S, Tollet F, Pailler-Mattei C, et al.**Hemodynamic stress, inflammation, and intracranial aneurysm development and rupture: a systematic review. *World Neurosurg. 2018;115:234-44.*

18. **Yanaka K, Nagase S, Asakawa H, Matsumaru Y, Koyama A, Nose T.** Gestão de aneurismas cerebrais não rotos em pacientes com doença renal policística. *Surg Neurol. 2004;62:538-45.*

19. **Bowles E.** Cerebral aneurysm and aneurysmal subarachnoid haemorrhage. *Nurs Stand. 2014;28:529-.*

20. **Brisman JL, Song JK, Newell DW.** Cerebral aneurysms. *N Engl J Med. 2006;355:928-39.*

21. **Anxionnat R, Tonnelet R, Derelle AL, Liao L, Barbier C, Bracard S.** Endovascular treatment of ruptured intracranial aneurysms. *J RadiolDiagnInterv. 2015;96:22331-.*

22. **Houdart E.** Coils in interventional neuroradiology. *LettNeurol. 2003;7(9):1-2.*

23. **SCTIMST.** Programa DM Neurologia. *[Online]. 2020 [Acedido em 19/03/2021]. Disponível: https://www.sctimst.ac.in/academic%20and%20research/Academic/Board%20of%20Studies/resources/DM_Neurology_BOS.pdf*

24. **Picard L, Bracard S, Anxionnatl R, Pradal E, Perez A, Burdin D, et al.** Endovascular treatment of intracranial aneurysms. *Ann Fr AnesthReanim 1996;15:348-53.*

25. **Taylor G, Blanc R, Devys JM.** Anestesia em neurorradiologia de intervenção: tratamento de aneurismas intracranianos. *Prat AnesthReanim. 2009;13:32631-.*

26. **Pierot L, Cognard C, Spelle L, Moret J.** Segurança e eficácia da técnica de remodelação por balão durante o tratamento endovascular de aneurismas intracranianos: revisão crítica da literatura. *AJNR Am J Neuroradiol. 2012;33:-125.*

27. **Moret J, Cognard C, Weill A, Castaings L, Rey A.** A "Técnica de Remodelação" no tratamento de aneurismas intracranianos de colo largo: resultados angiográficos e seguimento clínico em 56 casos. *IntervNeuroradiol. 1997;3:-2135.*

28. **Chung J, Lim YC, Suh SH, Shim YS, Kim YB, Joo JY, et al.** Embolização de aneurismas rotos de colo largo assistida por stent no período agudo: incidência e factores de risco para complicações periprocedimento. *J Neurosurg. 2014;121:411-.*

29. **Anxionnat R, Tonnelet R, Derelle AL, Liao L, Barbier C, Bracard S.** Endovascular treatment of ruptured intracranial aneurysms. *J RadiolDiagnInterv. 2015;96:22331-.*

30. **Boullery C.** Treatments for cerebral aneurysms (Tratamentos para aneurismas cerebrais). *[Online]. 2019 [Acedido em 19/03/2021]. Disponível: http://anevrisme.info/traitements-anevrisme.htm*

31. **Friedlander RM.** Prática clínica. Malformações arteriovenosas do cérebro. *N Engl J Med. 2007;356:2704-12.*

32. **Barreau X, Marnat G, Gariel F, Dousset V.** Malformações intracranianasarteriovenosas. *DiagnInterv Imaging. 2014;95:117586-.*

33. **Clínica Mayo,** Malformação arteriovenosa *[Online]. 2021 [Acedido em 19/03/2021]. Disponível: https://www.mayoclinic.org/diseases-conditions/arteriovenous-malformation/symptoms-causes/syc-20350544*

34. **Guimaraes M, Wooster M. Onyx (copolímero de etileno-álcool vinílico) em** aplicações periféricas. *SeminIntervRadiol. 2011;28:-3506.*

35. **Mounayer C, Hammami N, Piotin M, Spelle L, Benndorf G, Kessler I, et al.** Embolização nidal de malformações arteriovenosas cerebrais utilizando Onyx em 94 pacientes. *AJNR Am J Neuroradiol. 2007;28:51823-.*

36. **Hill H, Beecham Chick JF, Hage A, Srinivasa RN.** Emboloterapia com N-butil cianoacrilato: técnicas, complicações e manejo. *DiagnIntervRadiol. 2018;24:98-103.*

37. **Matsumoto T, Imagama S, Miyachi S, Izumi T, Matsui H, Muramoto A, et al.**Tratamento da fístula arteriovenosa perimedular da medula espinhal por terapia superselectiveneuroendovascular: Um relato de caso e revisão da literatura. *J OrthopSci. 2016;21:86-90.*

38. **Khouadja S, Younes S, Kacem HH, Arbi F, Sfar MH.** Fístula arteriovenosa peri-medular: relato de um caso. *RevNeurol (Paris). 2016;172:A1301-.*

39. **Flores BC, Klinger DR, White JA, Batjer HH.** Malformações vasculares espinhais: estratégias de tratamento e resultado. *Neurosurg Rev. 2017;40:1528-.*

40. **Sacco RL, Kasner SE, Broderick JP, Caplan LR, Connors JJ, Culebras A, et al.** Uma definição actualizada de AVC para o século XXI: uma declaração para profissionais de saúde da American Heart Association/American Stroke Association. *Stroke. 2013;44:2064-89.*

41. **Liaw N, Liebeskind D.** Terapias emergentes no AVC isquémico agudo. *F1000Res. 2020;9:546.*

42. **Gory B, Laprgue B.** Lugar da trombectomia mecânica no AVC isquémico no pós-operatório. *Prat AnesthReanim. 2018;22:88-92.*

43. **Alta Autoridade de Saúde.** Trombectomia endovascular das artérias intracranianas. *Paris: HAS; 2016.*

44. **Bonafe A, Costalat V, Machi P, Riquelme C, Eker O, Menjot De Champfleur S, et al.** Place de la thrombectomie mécanique dans le traitement de l'accident vasculaire cérébral à la phase aiguë. *Prat Neurol FMC. 2013;4:936-.*

45. **Attye A, Boubagra K, Grand S, Heck O, Kastler A, Krainik A, et al.**Mechanical thrombectomy in the management of acute ischemic stroke.*[Online]. 2018 [Acedido em 19/03/2021]. Disponível: https://www.chu-grenoble.fr/content/thrombectomie-mecanique-dans-la-prise-en-charge-des-avc-ischemiques-aigus*

46. **Turk AS, Spiotta A, Frei D, Mocco J, Baxter B, Fiorella D, et al.** Initial clinical experience with the ADAPT technique: A direct aspiration first pass technique for stroke thrombectomy. *J Neurointerv Surg. 2018;10(Suppl 1):20-5.*

47. **Crochard-Lacour A, LeLorier J.** Introduction to pharmacoeconomics. *Montréal QC: Presses de l'Université de Montréal; 2016.*

48. **Losser M, Payen D.** Hemorragia meníngea: tratamento. *Reanimação. 2007;16:46371-.*

49. **Garattini L, Tediosi F, Ghislandi S, Orzella L, Rossi C.** Como é que os farmacoeconomistas italianos avaliam os custos indirectos? *Value health. 2000;3:2706-.*

50. **Woronoff-Lemsi MC, Limat S, Husson MC.** Pharmaco-economic approach and illustrations in hospital settings. *J Pharm Clin. 2000;19:53-8.*

51. **Bekelis K, Missios S, Labropoulos N.** Cerebral aneurysm coiling: a predictive model of hospitalization cost. *J NeuroInterventional Surg. 2015;7:5438-.*

52. **Zubair Tahir M, Enam SA, Pervez Ali R, Bhatti A, Ul Haq T.** Cost-effectiveness of clipping vs coiling of intracranial aneurysms after subarachnoid hemorrhage in a developing country: a prospective study. *Surg Neurol. 2009;72:35560-.*

53. **Cheikh A, El Abbadi N, Ismaïli H, Ababou A, Cherrah Y, El Quessar A.** O custo da gestão de aneurismas intracranianos por embolização em Marrocos: Cerca de 48 casos. *Int J Pharm Sci. 2014;6:8226-.*

54. **Labalette C, Houdart E, David S, Rymer R, Duteil C, Tacnet JF, et al.** Embolização de aneurismas cerebrais: tendências e perspectivas de financiamento. *J Radiol. 2010;91(9 Pt 1):895-900.*

55. **Cheikh A, Rachid R, Jehanne A, Adil A, Ali B, Cherrah Y, et al.** Custo do tratamento de embolização de aneurisma cerebral: estudo dos factores associados. *NeurolTher. 2016;5:145-54.*

56. **Qureshi AI, Luft AR, Sharma M, Guterman LR, Hopkins LN.** Prevenção e tratamento de complicações tromboembólicas e isquémicas associadas a procedimentos endovasculares. Parte II: Aspectos clínicos e recomendações. *Neurosurgery. 2000;46:136076-.*

57. **Mejdoubi M, Gigaud M, Trémoulet M, Albucher JF, Cognard C.** Initial primary endovascular treatment in the management of ruptured intracranial aneurysms: a prospective consecutive series. *Neuroradiology. 2006;48:-899905.*

58. **Ozpar R, Nas OF, Hacikurt K, Taskapilioglu MO, Kocaeli H, Hakyemez B.** ®Tratamento endovascular de malformações arteriovenosas intracranianas utilizando microcateteres de ponta destacável e Onyx 18 . *DiagnInterv Imaging. 2019;100:353-61.*

59. **Sluzewski M, Bosch JA, van Rooij WJ, Nijssen PC, Wijnalda D.** Rutura de aneurismas intracranianos durante o tratamento com bobinas destacáveis de Guglielmi: incidência, resultado e factores de risco. *J Neurosurg. 2001;94:23840-.*

60. **Houdart E.** Complicações da embolização em neurorradiologia de intervenção. *LettNeurol 2005;9:153-8.*

61. **Elewa MK.** Endovascular coiling for cerebral aneurysm: single-center experience in Egypt. *Egito J NeurolPsychiatrNeurosurg. 2018;54:33.*

62. **Twitchell S, Abou-Al-Shaar H, Reese J, Karsy M, Eli IM, Guan J, et al.** Analysis of cerebrovascular aneurysm treatment cost: retrospective cohort comparison of clipping, coiling, and flow diversion. *Neurosurg Focus. 2018;44:E3.*

63. **Spetzler RF, Albuquerque FC, Partovi S.** The barrow ruptured aneurysm trial: 3-year results. *J Neurosurg. 2013;119:12.*

64. **Ballet AC, Guérin J, Berge J, Taboulet F, Martin S, Philip V, et al.** Tratamento neurocirúrgico e endovascular dos aneurismas intracranianos. Abordagem económica de duas alternativas terapêuticas no Hospital Universitário de Bordéus. *Neurosurgery. 2002;48:419-25.*

65. **Lad SP, Babu R, Rhee MS, Franklin RL, Ugiliweneza B, Hodes J, et al.** Impacto económico a longo prazo do coiling vs clipping para aneurismas intracranianos não rotos. *Neurosurgery. 2013;72:100013-.*

66. **Spetzler RF, McDougall CG, Zabramski JM, Albuquerque FC, Hills NK, Russin JJ, et al.** The barrowrupturedaneurysm trial: 6-year results. *J Neurosurg. 2015;123:609-17.*

67. **Pierot L, Cognard C, Anxionnat R, Ricolfi F; CLARITY Investigators.** Tratamento endovascular de aneurismas intracranianos rotos: factores que afectam os resultados anatómicos de qualidade a médio prazo: análise numa série prospetiva e multicêntrica de doentes (CLARITY). *AJNR Am J Neuroradiol. 2012;33:1475-80.*

68. **Rutledge C, Nelson J, Lu A, Nisson P, Jonzzon S, Winkler EA, et al.** Cost determinants in management of brain arteriovenous malformations. *ActaNeurochir (Wien). 2020;162:16973-.*

69. **Miller CE, Quayyum Z, McNamee P, Al-Shahi Salman R.** Peso económico das malformações vasculares intracranianas em adultos: estudo prospetivo de base populacional. *Stroke. 2009;40:19739-.*

70. **Balami JS, Coughlan D, White PM, McMeekin P, Flynn D, Roffe C, et al.** O custo de fornecer trombectomia mecânica no NHS do Reino Unido: um estudo de micro-custeio. *Clin Med. 2020;20(3):e405-.*

71. **Wahlgren N, Moreira T, Michel P, Steiner T, Jansen O, Cognard C, et al.** Trombectomia mecânica no AVC isquémico agudo: Declaração de consenso da ESO-Karolinska Stroke Update 2014/2015, apoiada pela ESO, ESMINT, ESNR e EAN. *Int J Stroke. 2016;11:13447-.*

APENDICE

Formulário de recolha de dados

Informação ao doente: *N.º do ficheiro*: ....

- Nome completo:

....

- Sexo: Masculino □ Feminino □

- Idade

:..

....

- Profissão:

....

.....

- Comorbilidades:

....

- Tipo de cobertura da segurança social: CNAM □ Indigente □ Outro:

....

- Local de residência:

....

- Meios de transporte e custo:

....

- Alojamento e despesas de deslocação:

....

Diagnóstico :

- Aneurisma □

□ **Qualificação do** aneurisma   Rompido □ Não rompido

. **aneurisma**   □ **Tamanho do aneurisma**
.... Tamanho do pescoço:...................................

- MAV □

-FAV □

- Acidente vascular cerebral isquémico □

Gestão da neurorradiologia de intervenção :

- Data de intervenção: ....

- Medicamentos utilizados durante a operação :

ICD	Quantid ade		ICD	Quantid ade

- Dispositivos médicos utilizados durante a operação :

Designação	Quantid ade		Designação	Quantid ade

-Desvalorização da sala de intervenção: ....

Hospitalização :

- Tempo total de hospitalização: ....

- Serviço de hospitalização: Cuidados intensivos ☐Outros serviços ☐

- Absentismo: .... e impacto na remuneração dos doentes: ....

- Evolução : Vivo ☐Falecido ☐

- Medicamentos utilizados durante a hospitalização :

ICD	Quantidade/dia	

	J0	J1	J2	J3	J4	J5	J6	J7	J8	J9	J10	J11	J12	J13	Quantidade total

- Dispositivos médicos utilizados durante a hospitalização :

Designação	Quantidade/dia														Quantidade total
	J0	J1	J2	J3	J4	J5	J6	J7	J8	J9	J10	J11	J12	J13	

Complicações:Sim □Não □

- Tipo de complicação:

....

- Estadia hospitalar adicional: ....

- Medicamentos utilizados após a complicação :

ICD	Quantidade/dia														Quantidade total
	J0	J1	J2	J3	J4	J5	J6	J7	J8	J9	J10	J11	J12	J13	

- **Dispositivos médicos utilizados após a complicação :**

Designação	Quantidade/dia														Quantidade total
	J0	J1	J2	J3	J4	J5	J6	J7	J8	J9	J10	J11	J12	J13	

Testes adicionais:

(A partir da data da operação D0: ....)

- Radiografias: / paciente

Diferentes tipos de Rx	Duração do internamento hospitalar														Quantidade total
	J0	J1	J2	J3	J4	J5	J6	J7	J8	J9	J10	J11	J12	J13	

-Biologia: / paciente

Diferentes tipos de balanço	Duração do internamento hospitalar														Quantidade total
	J0	J1	J2	J3	J4	J5	J6	J7	J8	J9	J10	J11	J12	J13	

87

CARTA ANTI-PLÁGIO

A Faculdade de Farmácia de Monastir, a pedido da Comissão de Teses de Doutoramento em Farmácia e do Conselho Científico, empenhou-se numa política de luta contra o plágio. Esta política passa pela sensibilização de todo o pessoal e dos estudantes para a gravidade desta prática criminosa.

Os estudantes inscritos na Faculdade de Farmácia de Monastir comprometem-se a respeitar as regras de honestidade intelectual definidas na carta anti-plágio.

1. Definições gerais

Plágio: "Ato de alguém que, no domínio artístico ou literário, dá como seu o que retirou da obra de outrem".
o que foi retirado da obra de outrem", Le Larousse.

O plágio ocorre quando se copia diretamente o trabalho de outros (incluindo na Internet) sem indicar esse empréstimo sob a forma de uma citação devidamente referenciada.

O plágio pode dizer respeito à totalidade do trabalho apresentado, ou a uma ou mais partes do mesmo. Independentemente do grau de plágio cometido, serão aplicadas as sanções decididas pelo da Faculdade de Farmácia. O plágio deve, portanto, ser entendido como uma infração legal às regras que regem o respeito pelos direitos de autor, em conformidade com o Decreto n.º 2008-2422 de 23 de junho de 2008 (JORT).

2. Responsabilidades

Após a obtenção desta carta, os estudantes são considerados inteiramente responsáveis pelo trabalho que produzem, pelo seu conteúdo científico e pela originalidade do seu pensamento.

3. Compromissos

Os estudantes comprometem-se a citar as obras que utilizam ou reproduzem parcialmente, de acordo com as regras definidas no guia da tese.

A metodologia de redação de uma tese de doutoramento em Farmácia exige que os empréstimos sejam claramente identificados e que o nome do autor e a fonte do extrato sejam mencionados.

4. Sanções

O plágio é severamente punido na Faculdade de Farmácia de Monastir. Qualquer estudante apanhado em flagrante delito de plágio corre o risco de ver a sua tese rejeitada, de lhe ser recusado o grau de Doutor em Farmácia e de ser proibido de participar em qualquer concurso organizado pelo Ministério do Ensino Superior, da Investigação Científica e da Tecnologia durante 5 anos consecutivos.

Eu, TrakiMazouni, reconheço que li esta carta e comprometo-me a respeitar os seus princípios.

18 de junho de 2021   Assinatura

VALIDAÇÃO FINAL

CADRE RESERVE A LA COMMISSION DE THESE

Ce manuscrit a été examiné par un membre de la commission de thèse qui atteste par la présente que:

☐ Cette copie du manuscrit a reçu un avis favorable pour la soutenance.

☐ Cette copie du manuscrit est conforme à la copie examinée initialement par la Commission et ayant reçu un avis favorable pour la soutenance.

☐ La date prévue pour la soutenance est fixée dans un délai minimum de 10 jours à partir de ce jour.

Date: ....Nom   -   Prénom:

....

Signature

CADRE RESERVE AU PRESIDENT DU JURY
(à remplir si jugé nécessaire lors de la soutenance)

☐ Cette copie de la thèse comporte toutes les modifications effectuées après la soutenance selon les recommandations des membres du jury.

Date: ....Nom   -   Prénom:

....

Signature

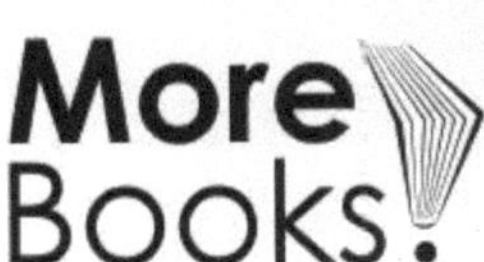

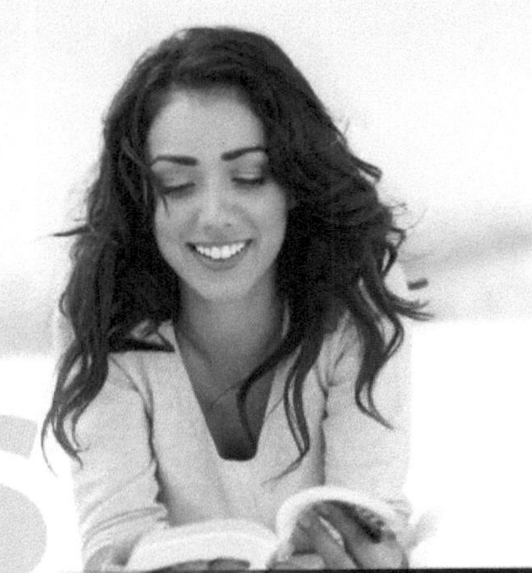

yes

I want morebooks!

Buy your books fast and straightforward online - at one of world's fastest growing online book stores! Environmentally sound due to Print-on-Demand technologies.

Buy your books online at
www.morebooks.shop

Compre os seus livros mais rápido e diretamente na internet, em uma das livrarias on-line com o maior crescimento no mundo! Produção que protege o meio ambiente através das tecnologias de impressão sob demanda.

Compre os seus livros on-line em
www.morebooks.shop

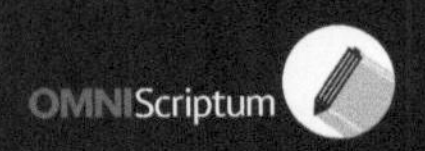